大展好書　好書大展
品嘗好書　冠群可期

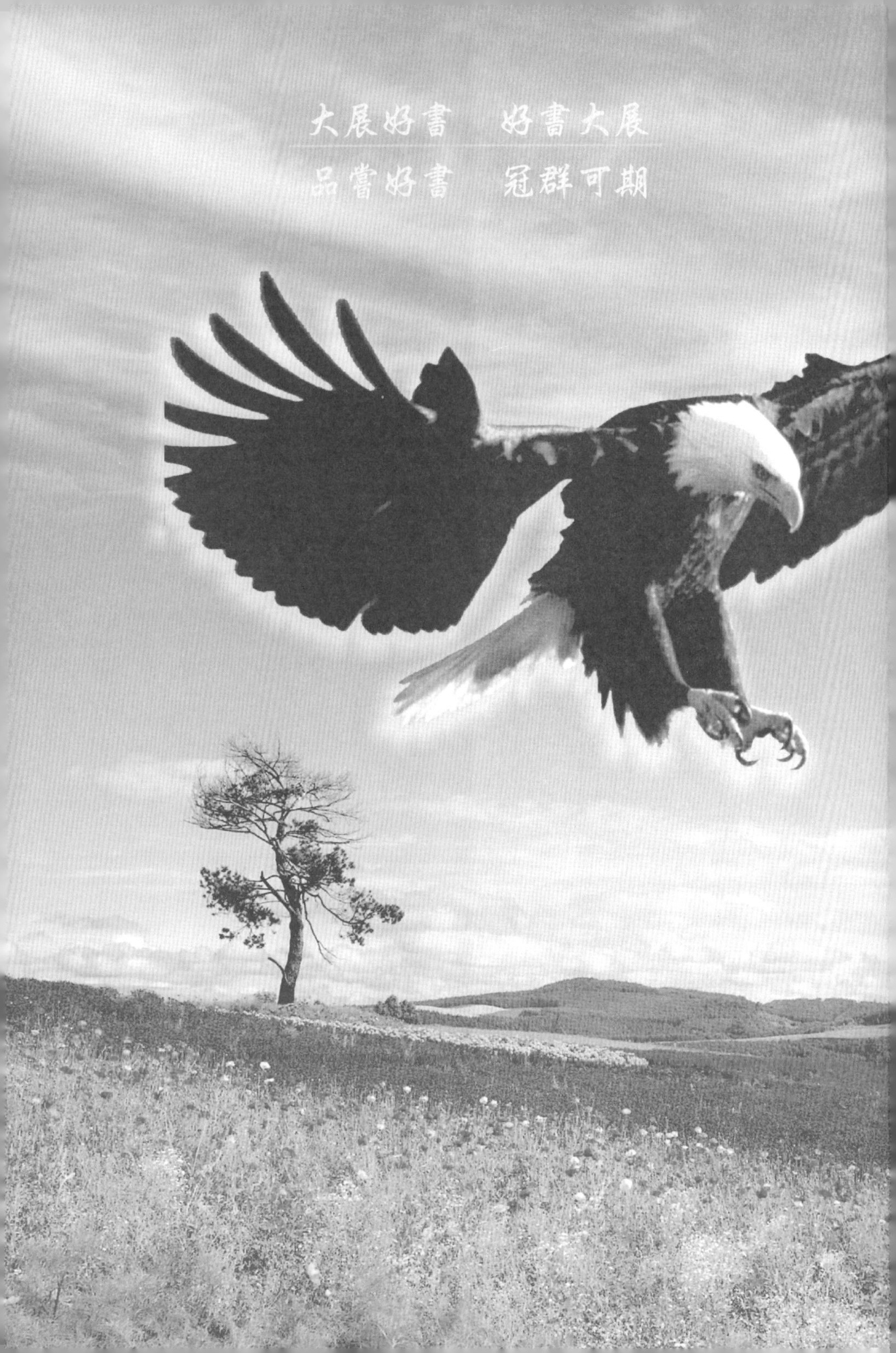
大展好書　好書大展
品嘗好書　冠群可期

元氣系列18

神津健一／著
柯素娥／譯

大豆卵磷脂治現代病

大展出版社有限公司

前　言

近來的報紙，社會版面熱鬧非凡，所報導的大部份幾乎都只是因家庭暴力、校園暴力而引起的悲慘事件，但特別是因低年齡層而引起的偏差行為（問題兒童、青少年），問題不僅止於家庭或學校教育的方法及制度，或者因社會環境而產生的影響。事實上，其中超過半數以上是起因於我們日常的飲食生活、環境污染、神經疲勞、壓力，根據營養學者等研究，最近這一點不斷地被指摘出來。不過，這似乎可以說是先進諸國共通的煩惱。

我去年由每日新聞社所出版的《令人驚異的頭腦食品》一書，即是簡單地觸及了「卵磷脂具有提高智商，增強記憶力、集中力及學習，以及鎮定精神的作用」此一問題。

就連在「第二十一屆日本醫學總會」，也根據京都大學精神科內科的中村助理教授的研究，而發表了「在老年性痴呆症的預防及治療上，卵磷脂具有偉大的效果」的結論，這一點也表示認同了腦細胞與卵磷脂之間有著密切的關係。

另外，在美國售出了二百萬冊的暢銷書《維他命聖經》的作者安爾·米狄博士指出，青少年的誇張行為（偏差現象或行動過剩症）的原因，在於飲食生活的不均衡，並發表說，多多地攝取卵磷脂、維生素及礦物質，非但能使腦力提高，而且有助於防止偏差行為。

因此，在本書之中希望一面重新探討改善現代人的飲食生活，一面就問題兒童及青少年、防止偏差行為，從細胞水準的角度去掌握、思考健康輔助食品的問題。

「健全的肉體存在於健全的頭腦。」

無論如何地作填鴨式記憶，無論如何地試著給予嚴格的訓練，腦細胞若有一個不健康，便無法產生健全的肉體。

腦細胞是我們身體之中最為重要的部份。使每一個細胞保持在健康的狀態，將可保持精神及肉體的均衡。

殷切地期盼各位透過本書多多少少瞭解，為了保持自然與心靈的調和、自然與肉體的調和的卵磷脂。

推薦辭

東京醫科大學教授·東京醫科大學霞ケ浦醫院副院長兼內科主任
醫學博士　大隅　彰

約二十年之前我在美國留學時，便有過目睹猪、牛等動物的「生腦」排列於超級市場肉品賣場，至為驚訝的經驗。

構成腦部的成分之中，卵磷脂是其主要成分，一般而言，與肝臟病的治療是以攝取動物肝臟本身的飲食療法為佳一樣，為了補給腦細胞的營養，而調理動物的生腦加以食用，也是合理的做法。換句話說，這種做法不外乎是要補給卵磷脂。

卵磷脂研究者的權威神津健一先生，在此次出版的本書之中，詳細地介紹了卵磷脂廣泛且殊異的藥理作用。

對於正邁向高齡化社會一途的日本人而言，為了不致於變成植物人或痴呆人，或是為了維持各方面的健康，我很想推薦各位多多閱讀本書，使其成為受歡迎的普及書籍。

推薦辭

前美國空軍布魯克斯航太醫學研究員
美國海軍牙科學研究所生化部主任
理學博士　湯瑪斯・B・韋伯

一九七六年初次將卵磷脂作爲健康食品介紹給日本人的人，是神津健一先生。

而且，帶動今日卵磷脂風潮的神津先生在日本也是卵磷脂研究家的第一人。

本書巧妙地指出了現代人「生活富裕但卻疾病叢生」的弱點，是一本必讀之書！

目錄

第三章　使頭腦良好、防止偏差行為的「卵磷脂」

第四章　現代病以藥物或注射是治癒不了的

第五章 卵磷脂的治療效果

第一章

黃色的鑽石

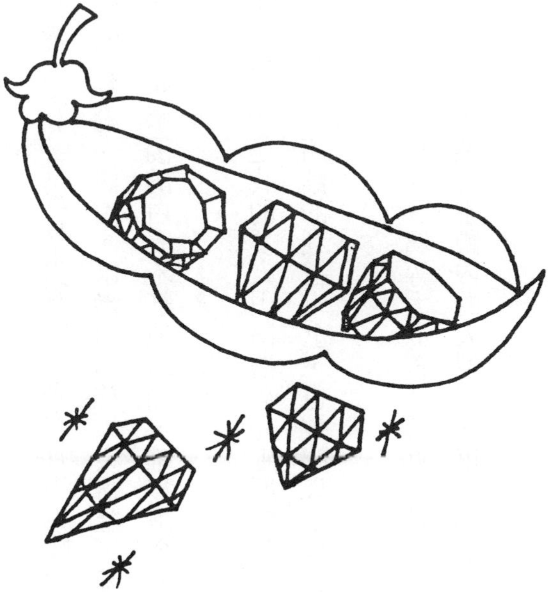

1　日本食物與卵磷脂

我與家人一起移居美國南加州，已有六年之久，察覺美國人的飲食生活正逐漸地變化著，深感趣味橫生。

以洛杉磯的「小東京」爲中心，加州一帶約有八百家日本餐廳，專賣日本風味的料理，其中的八〇%以上是以白人爲對象而開設的餐廳、飯館。以壽司爲首，天婦羅、壽喜燒、涮涮鍋爲主。其中食用日本蕎麥麵、拉麵、味噌湯的白人不斷地增加，確實是令人驚訝。

位於洛杉磯郡的加狄那市「新形象超級市場」，是我的友人山田浩久先生所經營的，此處的日本食品種類及數量都是全美第一，連在每一店舖的利益率上，也被認爲是全美第一。

以味噌、納豆（發酵過的大豆）、豆腐、豆乳、油炸豆腐等大豆食品爲首的日本食品群，構成了種類龐大的日本食品，塞滿於店內各處，連日本國內的大型超級市場都要相形見絀。

然而，從北海道到沖繩縣，定期舉辦日本各地的食品物產展，因此，雖是身在美國，但無論何時或何種日本食品都可以在此買到。

再者，位於從加狄那市向西約五英里的蘭頓德海岸的生鮮超級市場，以新鮮的鯛魚、鰛魚、鯵魚、鯖魚等魚類爲首，蠑螺、鮑魚、文蛤、生蠔、干貝、海膽、螃蟹、伊勢蝦等等，都是生猛、活跳跳的，卻以廉價出售。

通常，在日本的烤蠑螺是每盤放一個，但位於這家超級市場隔鄰，名爲「磯幸」的日本餐廳，每盤都放上七到八個左右的蠑螺或文蛤，才被送到餐桌上來。若正值旺季，則伊勢蝦生魚片大行其道、深受歡迎。而以螃蟹來說，顧客只選擇自己所喜歡的大小，從水桶撈出螃蟹，請餐廳放入烤箱，如果已充分熟透了，就可在位於店前的廣場石桌上，一面眺望海景，一面飽食一頓美味的螃蟹大餐。雖一般人認爲美國的這些魚貝類不是都味道平常、不太美味嗎?但就我的想法，毋寧覺得比北海道的毛蟹、花蟹、松葉蟹等等，美國螃蟹似乎更勝過千百倍，蟹肉結實，美味得太多了。

另一方面，在紐約的日本食物風潮也是十分熱烈的，我所認識的白人醫師等人，都是每天上熟識的壽司屋吃午餐的日本食物熱愛者。

我所來往的律師、合格會計師、大學教授，以及公司的董事長或主管，幾乎大部份都是每週會有一～二次在午餐或晚餐時吃日本食物。

書店之中，聚集著美國人，將他們的注意力吸引至『The Book of TOFU』或『The Book of MISO』之類份量厚實的書籍。

這是注意到攝取過多動物性蛋白質及脂肪的美國人，有意從被稱爲「國民病」的心臟病解放出來的行動表現，再者，這也被認爲是因爲從日本人的飲食生活中，美國人發現了美國營養學家們所推定之營養均衡的理想飲食生活。

而構成日本食物基礎的，首推大豆製品，但大豆之中所含的蛋白質爲四二％，包含且離氨酸、色氨酸（這種物質也作爲天然型的睡眠劑，在美國很受歡迎）、白氨酸、丙酮氨酸、蛋氨酸、擷氨酸，所必須的氨基酸的大部份，以及谷氨酸等十種以上的氨基酸。

大豆的脂肪含量爲十八％，幾乎大部份的成分都是不飽和脂肪酸，而其一半是亞油酸。

大豆具有降低膽固醇、防止動脈硬化症的作用，雖然廣爲人知，但這主要是根據不飽和脂肪酸（維生素F含有多量）而來的作用。

大豆之中所含有的維生素類爲A、B_1、B_2、E、F、K、P、Q、菸鹼酸、膽鹼、肌醇，而礦物質的成分則爲鈉、磷、鐵等等。

大豆粉末的標準分析，大致情形如下：

蛋白質	四二・〇〇%
脂質	二三・〇〇%
水分	四・四〇%
纖維質	二・二〇%
碳水化合物	二三・七〇%
卵磷脂	二・一一%
其他	三・五九%

大豆之中的蛋白質（朊），由此一分析可知含有四二%之多。其特質雖衆所周知，但其中含有最少成分的卵磷脂的特質及效果，在日本似乎尚未廣爲人知。

最近，一部份的生化學者及研究者，才逐漸就卵磷脂所帶給人體的影響，發表他們的看法。

然而，根據數年前就已開始之海外學者的研究，所實驗的卵磷脂效果，其實應是令人驚異的。

日本人傳統上所食用的大豆食品中的卵磷脂！使日本成爲世界第一的長壽國的原因即在於此！至於培養世界第一、智商很高的優秀民族的原因，也在於此，並不爲過。

不過，遺憾的是，連以大豆食品爲中心的日本食物，也因現代加工技術的提昇而減少了本應存在的營養成分，營養成分遭受破壞。

舉例來說，牛乳中的卵磷脂，因殺菌作用而遭破壞，豆腐、納豆、味噌等食品也在接受加熱處理、化學處理的過程中，導致以卵磷脂爲首的許多營養都被破壞。

因此，現代人要如何地攝取大豆食品，如再期待大家像從前一般攝取均衡的營養，就有些困難了。

可是，作爲日本人理想的飲食生活之一，雖可列舉出蛋白質、脂肪、碳水化合物的熱量比（ＰＥＣ熱量比）的均衡度尚佳。這畢竟是平均值，若觀察每一個人的飲食內容，則稱得上比率適當的人便非常少了。

這雖是根據女子營養大學的足立己幸教學及高知大學的針谷順子助理教授所共同研究的結論，但有人說，整體而言，很多人在飲食之中蛋白質及脂肪較高，都市飲食內容及飲食方式接近歐美先進諸國。

若簡略而言，可以列舉幾點：

(1)整體上，料理的種類一直在減少。

(2)三明治、咖哩飯等現成的主食愈來愈多。

(3)配合容易取得營養的主食、主菜、配菜等三項的飲食愈來愈少。

從全體來看，飲食內容的均衡不斷降低，這一點也被視爲關乎PFC（P＝蛋白質、F＝脂肪、C＝碳水化合物）熱量比的均衡。

尤其是在都市進展的地區，動物性蛋白質、動物性脂肪的攝取率較高，由於不太吃米飯等主食，經常吃菜及肉等動物性食物的人日益增多，因此，愈來愈接近於歐美型飲食模式，爲成人病所苦惱。

一九八二年，國際專題座談會的主題「爲了預防動脈硬化而重新評估飲食習慣」，也指出日本人的飲食生活正轉向歐美型態，日本人應該恢復本來傳統性的日本食物，但現狀確實有令人堪慮的傾向，便接受國外營養學者之論點的警告，然而日本食物已在歐美被視爲健康食品，廣受歡迎的情形完全表裏不一，這豈非再諷刺不過的笑話嗎？

2 美國人與卵磷脂

一九七六年夏天，我因商務而赴美，於是初次知道卵磷脂。

當時日本正值今日的維生素E（小麥胚芽油）風潮蔚爲流行之際，一般而言，蜂王乳、韓國人參、小球藻、魚肝油（深海鯊魚的肝臟精華）等營養輔助食品大受歡迎，而朊（蛋白質）等物質也日漸爲人所知。

那時候，美國健康食品業界，正從成長期轉變爲安定期，在美國的健康食品銷售實績之中，第一名是複合維他命（包括天然的綜合維生素、礦物質、酵素等等）的藥片（錠劑），第二名爲維他命E（加入天然小麥胚芽油的膠囊），第三名爲朊（大豆蛋白質）、第四名爲卵磷脂。

時至今日，第四名的卵磷脂躍升第三名，取代了朊。換句話，卵磷脂的實力又重新被評估，自一九八三年起，卵磷脂風潮又重新被喚起。

我想知道更多、更深入的卵磷脂，於是，廣爲蒐集有關國外的卵磷脂資料或文獻，孜孜不倦地閱讀。

而且，每次見到美國人便會問個不停：「你知道卵磷脂嗎？所謂的卵磷脂是甚麼呢？」

他們幾乎都回給我卵磷脂是「腦部的食物」、「天然的鎮靜劑」、「天然的利尿劑」、「降低膽固醇的食物」等答案。其中，有時也會碰上回答卵磷脂是「細胞膜的構成成分」、「生命的基礎物質」等等，知道得十分詳細的人。

我完全被卵磷脂吸引住了，連商務都草草了事，就帶著這種東西回日本了。

然後，我拼命地獵讀有關細胞的生化學書籍，結果，發現了卵磷脂的偉大效用，以及其他健康食品所無可提供的獨自特性。

本來，被稱爲健康食品的東西，大部份是藉由補充我們的飲食生活中所缺乏或不足的營養素，以取得體內營養的均衡，使每個細胞活性化，藉由這些細胞的作用，作爲喚起體內自然治癒力的工具。當然，這並不意味著無法瞭解此一論點，但各種健康食品的效果、效能都一樣，幾乎完全相同、大同小異的問題，若要詢問實際上已攝取某種食品幾個月、幾年的人，則任何人都應該十分很明白其中原因。

並非這些健康食品的內容成分絕對不好，但從這些含有成分可以期待的內容，大部份幾乎是維生素類、礦物質成分、蛋白質（朊）成分、酵素成分。

如此一來，若要問每一種健康食品是否含有所必須的維生素、礦物質或酵素，且均衡良好，則很遺憾地，我不得不回答：「没有。」

因此，爲了攝取我們所必要的各類營養素，最後畢竟會陷於非得攝取這幾種健康食品不可的境地，那對我們的金錢及時間都是一大考驗。即使只是服用這些健康食品群的主要食品，一旦每天都攝取，則若不攝取堆積如山的健康食品，便無法期待其效果。

於是，本來的自然飲食生活遭受破壞殆盡，毋寧是令人感到恐怖的景象。

這種景象確實可以稱爲「健康食品公害」，何況，如果從經濟上的觀點來看，即使歸納這些種類繁多的健康食品，只攝取其中幾種，一個月的經濟負擔額也頗爲可觀。

我們在本質上所追求的，應是日常、自然、不偏食的飲食生活才是。

真正的健康輔助食品，我認爲必須是居於第一位或是第二位，充其量第三位，在某種程度上能預防疾病或維持健康的根源性物質。

此根源性的物質，正是卵磷脂。

我第一次將卵磷脂作爲健康食品介紹給日本已將近九年，似乎直到近來才好不容易連大企業也將目標朝向卵磷脂，逐漸成爲一種引領流行的商品，形成購買熱潮。

在美國，卵磷脂是人們飲食生活中的一種「常識」，已成爲絕對有必要的物質。電影《再見女郎》，在日本也曾轟動一時，大爲賣座，在這部電影裏，曾有女主角早餐時一邊說著：「喔，卵磷脂！」一邊服下顆粒狀的卵磷脂的場景，在美國中產階級的人們都很喜好服用卵磷脂。

不僅如此，他們還研究如何將卵磷脂摻入料理之中，才會美味可口，更一直有《使用卵磷脂的料理食譜》在銷售。

我與家人一起移居美國之後，從他們所學到的，乃是將合理精神及健康意識達成完全表裏一致的做法，且深知要具體呈現此一做法的關鍵，在於生活態度。

這是將健康意識、優越意識甚至財富意識（特權意識）合而爲一，成爲一個整體的做法。

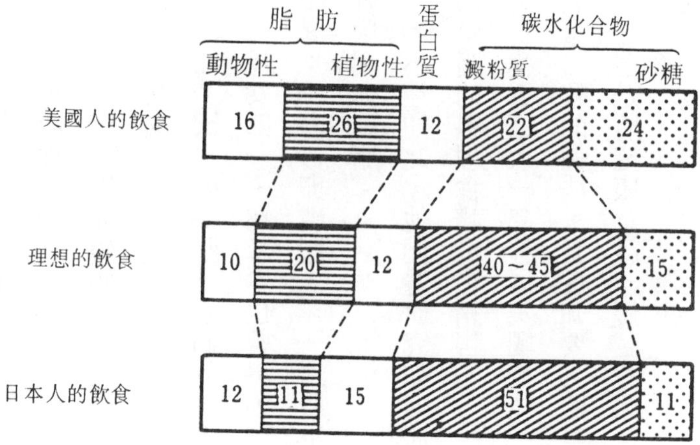

圖1　三大營養素的攝取量（單位%）

這一點，根據如下的三個現象都可以作爲象徵，加以解釋：

1.不抽菸。

2.在健康上保持苗條的身材。

3.作爲娛樂休閒，從事户外運動。

合乎上述三項要件的人，實際上幾乎大部份只是大富翁、有教養、社會地位很高的人而已，一般人是望塵莫及的。

「不抽菸」當然不必説，因爲菸是「有百害而無一利」的東西，將有害的東西做成菸，是不經濟且不健康的事。

然而，在「想要抽菸」的誘惑下，没有戰勝香菸的强烈意志及抑制力的人，當然自己在精神上、肉體上的管理不具能力，所以，被認定爲没有管理、支配、指導别人的能力及資格的人。

因此，在美國社會擔負中樞任務、位居指導者，例如以總統爲首的政治家、律師、合格會計師、醫師、大學教授、董事長或主管人物，幾乎大部份是不抽菸，這便是美國社會的現狀。

他們認爲，抽菸本身即十分可恥，被視爲知識水準較低、品行不佳的行爲。

事實上，我所來往的政治家、律師、合格會計師、醫師、大學教授、董事長或主管，没有任何一人抽菸。即使是到任一家客户的公司或工廠，辦公室或會客室也都未放置菸灰缸，況且，尚未碰見在車中抽菸的美國人。

其次，所謂的「在健康上保持苗條的身材」，在美國人的飲食生活上，往往攝取了多量的動物性脂肪及蛋白質，再者，可樂及冰淇淋等食物也吃、喝得很多，日本人是無法想像其數量的。然而，若這只是意味著只吃想吃的食物，卻由於愈來愈肥胖而抑制「想吃」的欲求，連飲食法也敢於實施自我管理。

取而代之，他們去吃在美國被認爲是最有價值、最理想的日本食物，購買必要的健康食品，進行自我管理。他們的飲食生活在傳統上是動物性食物，連體質上也對動物性食物有所欲求，自動地需索，因此，抑制此一欲求，似乎比不抽菸更痛苦。

幾乎大部份的美國人都是在户外從事運動，從事户外運動的設施及自然環境都在先天上佔了優勢，比較有利，但是，他們並不像日本人一樣，每晚在鬧區飲酒、打柏青哥、打麻將，藉以紓解壓力，事實上，他們是藉由運動紓解壓力的。

不視爲紓解壓力的方法，在大自然中打網球、慢跑、海水浴或騎自行車，藉由燃燒過剩的卡路里，流汗，降低膽固醇數值，排泄因新陳代謝及呼吸代謝而產生的體內老舊廢物及不必要物質，使血液循環良好，以及給予生體細胞活力，取得維持健康的均衡。

從如此的觀點來看，美國的知識分子及資本家們，經常爲了維持最上階層的老爺先生或能幹的幹部的健康，而在設施、教育上充分地花費金錢，滿足他們健康上的需求。

這似乎也可以説是具體呈現了合理主義，也就是説，從因這些缺陷、弊病而引起的效率降低或企業之内的各種不利點、負面事物被解放出來的合理主義被具體表現出來。

因爲美國社會擁有如此的根基，所以，健康食品不斷地普及，或許也可以説是自然的結果吧！

另一項重大的原因，是因爲基於「自己的生命、財產，自己去保護」的國情，所以非得擁有手槍（但是不可以攜帶）去保護自己的生命、財產不可。且由於沒有日本的國民健康保險，因此加入某一個保險公司的醫療保險，以防萬一，而平素也必須努力於攝取健康食品，預防各種疾病才行。如此一來，即使萬一有甚麼事情，一旦沒有金錢了，便餓死橫屍路旁，這就是美國的實況。

由於如此的社會環境，所以，被視爲健康的卵磷脂不斷地產生，也許是遵循自然法則而行吧！

3 何謂卵磷脂（Lecithin）？

相傳距今約一百四十年前，法國的學者高百利（Gobley），從蛋黃之中發現了卵磷脂。

他以希臘語將這種物質命名爲Lecithos（蛋黃之意），一般認爲，這個字形成了今天所說的英語的Lecithin。

卵磷脂廣泛地存在於動植物各界，就動物而言，腦部、骨髓、心臟、肺臟、肝臟、腎臟及血管等諸器官或蛋黃之中，含量較多；就植物而言，則大豆及酵母等食物之中含量較多。

它在生物體之中與蛋白質結合，以脂肪蛋白質的型態存在著。

就植物而言，大豆含量很多，一般認爲，這一點一開始是在大豆油的製造工程之中，偶然地被發現的。

一九三〇年左右，在印度及中國東北部（舊滿州），建造大豆加工用的壓榨工程及溶媒抽出裝置時，將被抽出的油分放上遠心分離機，將藉此而可以得到的水合物，以薄膜乾燥的特殊方法製造出來的物質，命名爲大豆卵磷脂，一般認爲，這是卵磷脂的製造方法。

在歐美，剛開始並不能特別看出卵磷脂的用途，相傳至今的是，於三十五年前開始，卵磷脂便被當作男性的强精劑，被視爲最具效果的物質。

通常被稱爲卵磷脂的物質，是一種商業的名稱，其學名爲磷脂質(phospholipids)。再者，因爲卵磷脂之中含有豐富的不飽和脂肪酸，所以將這種物質總稱爲維生素F。

卵磷脂（磷脂質）在人類身體的含量如何？一般認爲線粒體之中、小胞體膜、核膜、細胞質膜的四〇％～九〇％都是卵磷脂，且血管壁等部位也有九〇％之多。

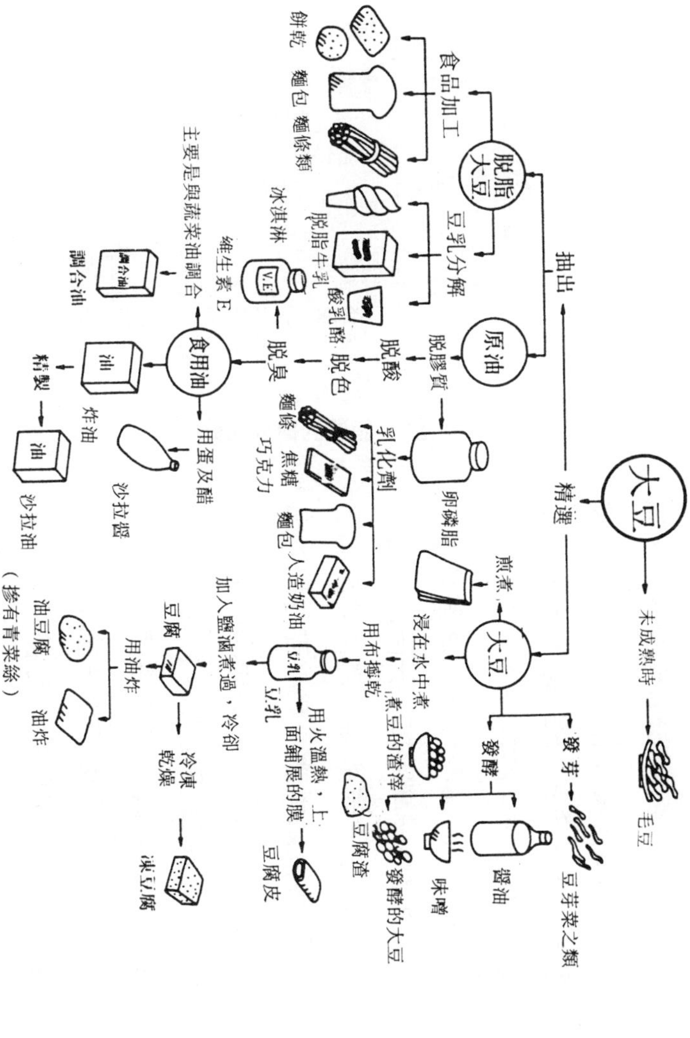

圖2　由大豆所製成的食品

- 營養素
  - 蛋白質
  - 脂質
    - 單純脂質
      - 脂肪
      - 蠟質
    - 複合脂質
      - 磷脂質
        - 卵磷脂
        - 其他
      - 糖脂質
    - 誘導脂質
      - 脂肪酸
      - 甘油
      - 不含鹼水
        - 邕醇（固醇）
          - 膽固醇
          - （膽邕醇）
          - 其他
        - 高級醇（酒精）
        - 其他
  - 糖質

圖3　脂質的構成成分

卵磷脂這種生體膜組織內的細胞內功能，保持著安定的乳化狀態，就細胞膜而言，有助於完成造細胞的界限的細胞功能。

這些膜組織所經之處的電子傳達功能、能量生成功能、營養代謝功能、荷爾蒙代謝功能、藥物代謝功能、脂質代謝功能、細胞內呼吸代謝功能等等，都有很深的關連，在膜界面的透過性控制，或是取得膜酵素系的酵素活性之均衡功能上，扮演著重要的角色。

舉例而言，當持續地給予老鼠缺乏卵磷脂的飼料時，一般認定，老鼠細胞內的線粒體、微粒體的卵磷脂會減少，引起線粒體的膨脹化，電子傳達系統（能量的產生器）的功能降低、生殖功能減退等問題。

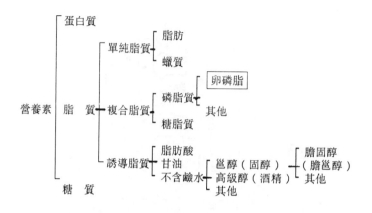

卵磷脂是一種化合物，其組成是指以卵磷脂爲主體的磷脂質，包括腦磷脂及肌醇磷脂體等物質而言。而且，卵磷脂也被分成α卵磷脂及β卵磷脂兩種，這兩種卵磷脂經常地共存。

純度較高的卵磷脂的組成，大致上如下：

純卵磷脂	二九　%
純腦磷脂	二九・五%
肌醇磷脂體	三一・六%
糖、巢（固）醇配糖體	五　%
大豆油	三・一%
其他	一・〇%

磷脂質是由甘油、必須不飽和脂肪酸、磷酸、膽鹼所組成，就身體內部而言，是存在於腦部神經組織、細胞膜、線粒體膜、小胞體膜、核膜，有時則形成其半數以上，發揮司掌生命活動上所必要之基礎代謝的重要功能。再者，卵磷脂的一部份包含「組胺固醇」的荷爾蒙，這一點已很明顯。

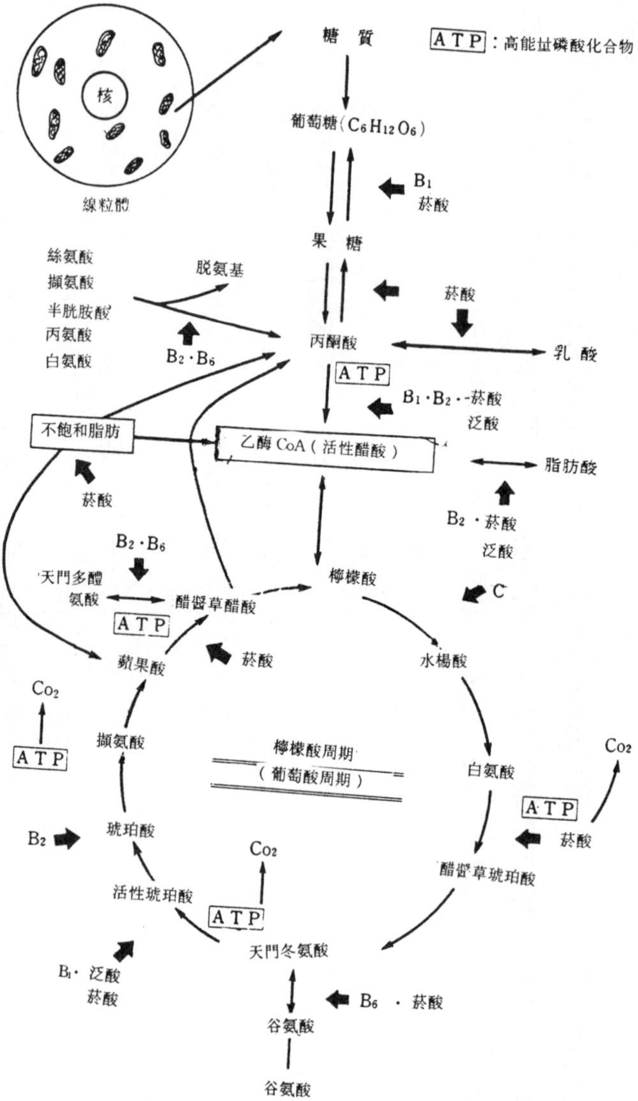

圖4　維生素 B 群與糖質、蛋白質、脂質的代謝

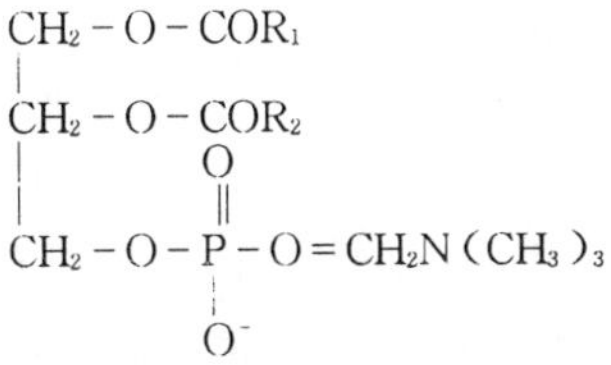

乙 醯 膽 鹼
卵磷脂：Phosphatidy lcho line Pc

- 大豆卵磷脂
  - 大豆油
  - 磷脂質
    - 乙醯膽鹼（狹義的「卵磷脂」）
    - 乙醯肌醇
    - 乙醇胺
    - 其他的磷脂質
  - 水份、其他

圖　5

由於，卵磷脂之中的肌醇屬於維生素B群，因此具有抗脂肪肝的作用，也具有降低膽固醇值的作用，在日本也被使用於高脂質血症的對症療法。

進一步而言，肌醇具有維持皮膚及毛髮的健康，也是衆所周知的。

事實上，有許多人攝取卵磷脂，白髮從根部變黑，從禿頭而生出稀薄的毛髮。

這一點被認爲是，維生素B_1等複合體與磷脂質相結合，在複合上不斷地產生效果。

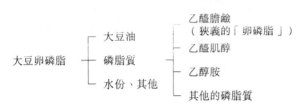

如上所述，肌醇與其他輔助因子相結合所引起的另一項作用，是流血量增加。這是因頭皮的微血管血液循環變佳而引起增血現象，頭部不斷地變紅，可以感到很熱，同時，使毛根

的細胞活性化所必要的荷爾蒙分泌，也給予促進。

被稱為健康食品的始祖哈伍札博士，也認定此一作用，再者，當紐約的外科醫師將禿頭之皮膚移植到眼瞼上時，自此以後頭髮不斷地生長出來，這是只要讓禿頭部份的皮膚連血液循環都變佳，則頭髮比什麼都容易生長出來的證明。

由於卵磷脂具有以微血管為首的清淨所有血管作用，因此，血行良好身體自然就健康。

卵磷脂之中的膽鹼雖是維生素B群之一，但具有防止肝臟脂肪變化的抗脂肪肝作用，這一點也判明了預防肝硬化作用。

卵磷脂中雖含有豐富維生素F，但其他物質含有維生素E、F、K、P等等，這些物質是血小板中所必要的凝血因子，且使用出血不止的血友病、痔瘡、血小板減少症的患者，具有縮短出血時間，阻止症狀的進展，使症狀恢復健康等效果。

一九八三年五月五日，朝日新聞早報上刊載了一篇名為「給所有小寶寶吃維生素K」的新聞報導，但這是針對出生之後不久仍在哺乳期的幼兒，因腦內出血等疾病而血止不住的「維生素K缺乏症」，日本厚生省特別研究班（東邦大學醫學院中山健太郎教授）的研究發表，其概略如下：

出生後一～二個月之嬰兒的四分之三，有此一「維生素缺乏症」的危險，其八成除了是引起腦內出血的吐氣、氣喘之外，也有從注射痕跡出血止不住的案例，且如果發現太慢，也會有死亡或留下後遺症的可能。這種情形，由於只要母親攝取充分的維生素K，小嬰兒便可由母乳之中吸收維生素K，因此有必要多多食用甘藍菜及菠菜等黃綠色蔬菜及納豆（卵磷脂）。

在美國，孕婦攝取專用補充食品（輔助食品）被視爲一種常識，但在日本，補充食品與藥物都尚未區別開來，相反地，孕婦避開補充食品而招致悲劇的情形也時有所聞。

（然而，由於維生素K是脂溶性的維生素，且有過剩症狀問題，因此若沒有醫師的指示，只是徒勞無益地攝取多餘的維生素K，並不是很好。卵磷脂之中的維生素K含量，被認爲是很適當的。）

剛剛出生的小嬰兒陷入呼吸困難之境地，也被確認是因卵磷脂缺乏而引起的情形。

小嬰兒生下來時，知道嬰兒是男或女之前，最初想要知道的是，小寶寶是否四肢健全、平安無事地生下來？而且，在此之前是否有進行呼吸動作。

萬一小寶寶沒有呼吸的動作，那麼，醫師便應爲了挽回小寶寶的生命（呼吸）而使盡一切手段。

新生兒呼吸困難程度的問題，並沒有解決不了的情形。可惜的是，雖然幾乎所有新生兒的早期死亡（夭折）藉由醫學技術提升，大都已被克服了，但唯有呼吸困難（ＲＤＳ）至今仍無法完全地克服，我們期待早日解決。

但是，有一點已判明了：根據小嬰兒肺臟內層卵磷脂成分的含量，會引起呼吸困難的情形。

也就是說，將氧氣吸入體內的是肺臟。這一點正常的話，表示肺臟表面是濕潤的，使這種濕氣溶解氧氣，利用血液運輸至身體各部位之意。不過，一旦肺泡表面濕氣不足，氧氣吸入量就會變少。卵磷脂用一隻親手性的「手」大把地抓取水分，給予肺臟水分。換句話說，新生兒的肺臟中存著多量的卵磷脂時，幾乎沒有陷於呼吸困難的情形。

卵磷脂在肺臟內只有少量時，反而多半會陷於危險狀態，新生兒保住一命的可能性也與卵磷脂含量成正比，變得非常地少。

此事於一九七二年英國一份著名醫學雜誌『刺血釘』中，由於威爾修國立醫科大學的

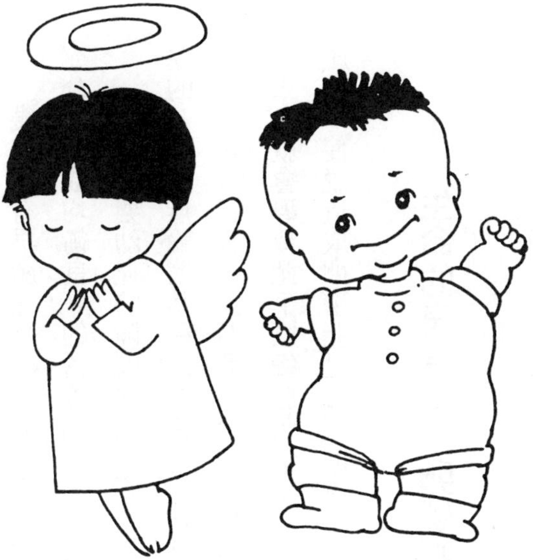

S·G·巴古瓦那尼博士及其研究小組，而受到證明。

根據生下來的胎兒是否充分地保有著卵磷脂，便可正確預知小嬰兒是否以健全的狀態出生？

而且，抽出一滴在母親胎內包圍著胎兒的羊水，分析這滴羊水，檢查卵磷脂含量的方法，正被醫學界採用。這種計測卵磷脂含量的方法，也能解決新生兒呼吸困難的難題，成爲非常重要劃時代性科技。

羊水之中卵磷脂含量，當主治醫師診斷出胎兒有某種危險（流產、死產、早產），認爲非得催生不可時，成爲一個決定性的措施。

由於主治醫師藉由知道羊水之中卵磷脂的

含量，而能採取適當的處置措施，因此，可以不引起過早的陣痛，早期預知帶給胎兒危險的狀況。

幾乎所有早產兒是因爲卵磷脂含量很少的緣故，所以，成爲母親的人有必要比平日更充分地攝取均衡良好的營養補給，尤其是卵磷脂。

近年來嬰幼兒的障礙尤爲增多，這正因爲在胎內腦細胞的形成上很顯然地卵磷脂是必要的，所以無論懷孕中或產後，我建議都應充分地攝取卵磷脂。

胎盤的氧氣一旦不足，胎兒的腦部就會受到破壞，胎兒出生時腦細胞中卵磷脂不足的結果，就會導致產下腦細胞氧氣不足的精神衰弱兒、身體障礙兒，變成流產、死產或早產，即使說造成卵磷脂是母親的責任，也絕不爲過。

4 生命的泉源——卵磷脂

多倫多大學（加拿大）的C·H·貝斯特博士於一九五四年六月十一日在《自然科學》雜誌上發表論文，就給予老鼠膽鹼（卵磷脂）不足之餌食的結果作報告，他敘述說：這個實驗即使是放置人類的餌食，只要卵磷脂變得不足，也許就會招致完全相同的結果。

〔實驗〕

任意地給予二十隻老鼠膽鹼（卵磷脂）不足的餌食，其他的二十隻老鼠，則給予含有八五％膽鹼（卵磷脂）的同量餌食。

〔結果〕

二星期以後，卵磷脂不足的老鼠，二十隻中有十五隻因造成出血性腎臟障礙的心臟壞疽、冠狀動脈障礙而死亡。

四星期以後，連剩下的五隻也死亡了。當解剖老鼠加以調查時，判明了在二十隻卵磷脂不足的老鼠之中，十八隻冠狀動脈或大動脈之一產生了障礙。

另一方面，報告上說，吃了補充卵磷脂餌食的老鼠，血管完全正常，是非常健康的狀態。他叙述說，如果這是針對我們人類的人體實驗，那麼大概就會喪命。

正如此事也可瞭解，卵磷脂是不可思議的。它卻是對人類及動物不可或缺的生命基礎物質，各位必已瞭解了。

卵磷脂存在於生物體的所有細胞膜、小胞體膜、核膜及線粒體之内，具有吸收營養分、排泄老廢物、不必要物質、進行呼吸作用、解毒作用、荷爾蒙代謝、能量代謝等生命基礎代謝的功能。

同時，卵磷脂具有將細胞中的中性脂肪等物質，粉碎爲細小的粒子，加以乳化的物質。這種卵磷脂的乳化作用，可用在家中製作沙拉醬（美乃茲）的方法作爲說明。

即使想將醋（水）及油混在一起，這是絕對混合不起來的。因此，只要加入蛋黃（卵磷脂）加以混合，醋及油就會互相融合在一起，製成沙拉醬。

這便是乳化作用。

如上所述，卵磷脂具有如水及油般正好相反的兩種特性（親水性及親油性），它具有擔任這兩種物質的「媒介的功能」。

關於卵磷脂的乳化作用，卡特·頓巴克斯博士在其所著的《卵磷脂發揮什麼樣的作用》之中，說明如下：

卵磷脂的乳化作用，雖無論在人體內部或外部都可以證明，但例如油脂與水分不能彼此互相混合的狗、猿猴，這一點誠如前述的一樣，藉由製作沙拉醬的原理也能瞭解，若在此一溶液之中加入卵磷脂，油脂之中的脂肪就被分解成細小的粒子，被溶入水分子之中。

這是因爲，卵磷脂降低使脂肪的小球體結合的表面張力，將小球體粉碎得細細的。

這種相反現象說起來，藉由一旦給塗了石蠟的車子淋上水，就會形成很多水滴的狀態，便可證明。

因爲膽固醇是石蠟性的物質，所以當將卵磷脂當作乳化劑而加以使用時，膽固醇就被粉碎爲微分子狀態。發揮此一作用的，是卵磷脂之中的膽鹼，生化學家將膽鹼稱爲「生化學上的清潔劑」。

也就是說，卵磷脂之中具有天然的界面活性劑的作用，具有溶解、消除血液裡的中性脂肪、膽固醇、膽結石、脂肪肝的作用。

卵磷脂雖也使血液循環良好，但這是因爲卵磷脂的乳化作用及洗淨作用，降低血液的表面張力，藉由此一作用，黏黏糊糊的血液，變成流暢清澈的血液，愈來愈稀薄而擴散至四處。

由於卵磷脂將血液「稀釋」，因此，甚至比毛髮更細的細小微血管，也能輕易地浸透進去。

爲此，臉色蒼白、沒有血色的臉上注入紅暈，腳部及手部的冰冷痊癒了，肌膚上添加了紅潤，變得很健康。即使是寒冷時，身體也會感到暖和。若是女性，則肌膚及臉部的光澤變佳，化妝的效果更爲良好。

雖一般認爲，齒槽膿漏是起因於牙齦的微血管血液循環不良，痔瘡則是起因於肛門的微血管血液循環不良，但藉由攝取卵磷脂，這些病症能完全消除的例子，至今仍像理所當然的事情一般，被大家談論著，可見卵磷脂的功能之廣，以及一般人知識的普及。

我們一喝酒，酒在體內就變成脂肪。喝酒的量或機會一多，脂肪隨之變質，而蓄積在肝臟之內。

這時候，只要攝取卵磷脂，那些脂肪就會被乳化、被溶解，被輸出血液之中，在肌肉內燃燒起來，而一旦卵磷脂不足，脂肪就容易積存在細胞之內。此時發揮作用的卵磷脂，雖是在體內被製造出來的物質，但其材料膽鹼（卵磷脂之中的成分）必須從體外補充進來才行。

因此，若不充分地攝取卵磷脂，只是一味地喝酒，脂肪就會蓄積在肝臟之內，成爲脂肪肝。

在細胞之內積存起來的脂肪，很快地使細胞的功能衰退、硬化，最後終至死亡，而且

表1　食品中膽鹼的含量

食　品	膽鹼的含量	食　品	膽鹼的含量
豬　肝	1835	花　生	166
豬胸肉	203	大　豆	284
魚肉（鱒魚）	489	豆　腐	300
雞　蛋	2100	紅蘿蔔	112
牛　乳	114	馬鈴薯	131
香　腸	238	甘　薯	36
糙　米	131	蕪　菁	111
白　米	70	蕪菁葉	269
小麥粉	108	甘藍菜	290
大麥粉	120	菠　菜	275

※數字爲乾燥物每一百公克中膽鹼的含量，單位爲毫克

，只留下使細胞與細胞結合起來的凝脂性質的結合組織。

如此一來，連脂肪的代謝也變得無法完成的肝臟，就像抽筋一樣，開始萎縮下去，變質爲拳頭一般大小的堅硬東西。

這種現象，稱爲肝硬化。

藉由攝取卵磷脂，肝臟功能恢復了，GPT、GOT的數值確實不斷地下降。

構成動脈血管壁表面的內黏膜，一旦有卵磷脂不足的情形，就無法防止血液之中的中性脂肪、膽固醇滲透內黏膜，這些中性脂肪、膽固醇很快地被蓄積於內黏膜與其深處的膜之間，這些被蓄積起來的物質，使內黏膜鼓脹起來，開始妨礙動脈的血流起來。

這種現象，稱爲動脈硬化。

這種現象，與自來水管之內附著了紅銹，一旦擱置不管，任其發展，紅銹就會使自來水管的水流變差，最後終至阻塞不通的現象，正好完全相同。

日本名人南伸介及石原裕次郎都因罹患剝離性大動脈瘤症而喪命，雖差一點兒幾乎撿回性命，但如果對這些疾病能及早充分地攝取卵磷脂，那麼不就可以認爲：也許不會罹患這樣的疾病了嗎？

我們經常會發現婦女的腳上有靜脈瘤，諸如此類的疾病也是一樣，如果早期攝取卵磷脂，且從懷孕之前就攝取充分卵磷脂的話，就應該不致於發展成這樣醜陋的腳部。

第二章

卵磷脂是區隔生死的「細胞食品」

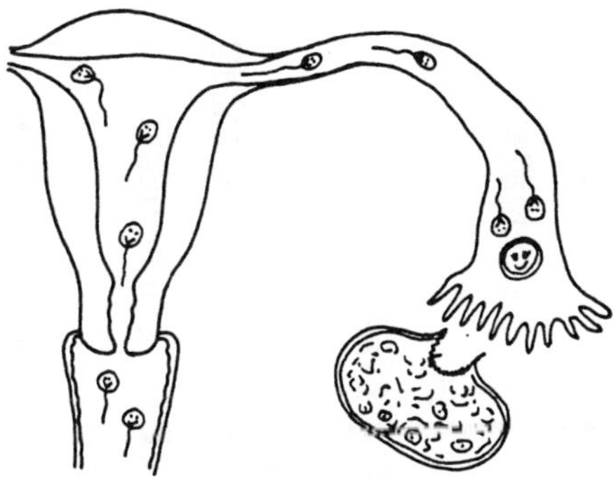

1 無論精子或卵子都是細胞

以人類為首，一切生物的最小單位是由細胞所構成。人的頭髮、眼睛、牙齒、皮膚、骨骼、血液（紅血球、白血球、血小板）、血管、指甲、臟器、肌肉、神經……全部是由細胞所構成。雖在人的身體之中沒有一個部份不是由細胞所構成，但也應將這些細胞的原點（起源）的物質，稱為卵細胞。

這種人類個人之姿出現的生命，開始於一個卵子藉由一個精子而受精，製造了接合子時。這種接合子在發生的中途因細胞分裂、細胞分化、細胞死亡的過程而變形，成為胚胎，隨後成為與別人區分開來的個人。

順便一提，一般認為，人類的卵子的直徑是〇·一厘米，而精子的體積是卵子的百萬分之一以下。

而且，人類的身體是由六十兆個的天文學數值所形成的細胞集合體。

關於稱呼此一細胞集合體的名字，一般認為，建立了細胞病理學基礎的魯道夫·威爾遂命名爲「細胞國家」，一六六五年英國的羅巴特·福克，則實際命上「細胞」這個名字，然後命名爲「小房間」。正如與一個「國家」一樣，爲了使「國家」發揮功能的一切政事，在此一細胞集團中執行著。

這些細胞的模樣及形式當然形形色色，大小及長短從最小的直徑〇·〇一厘米，到如神經細胞般也有一公尺長的細胞，應有盡有，但這些細胞如擺積木般地填得滿滿的，分佈於全身。

這些細胞，一天再生數十億個細胞（細胞分裂），同時，也死去大約相同數目的細胞，如此循環不息。

這麼一來，細胞雖有新細胞及舊細胞在更替，但要人體的所有細胞全都更新，一般認爲所需要的時間約七年左右。

然而，如果像神經細胞及心肌細胞那樣一直保持產生時的原有狀態，一生不分裂（不再生）的細胞是存在著的，那麼，就會像白血球那樣二星期就更替一次，像皮膚細胞那樣四星期就更替一次。其更替周期也各不相同，不一而足。腎臟及肝臟的細胞雖多少會分裂，但由於這些數目幾乎等於未分裂，因此，一旦其細胞功能降低，則無論如何都沒有恢復的可能，無法有所新的期待。

雖也有生物學者計算出人體每天死亡其全體細胞的一%至二%，但不管如何，人類與年齡一起被再生的細胞數目，與減少、死亡的細胞數目「背道而馳」，不斷地增加，永遠超過減少、死亡的細胞數目。

況且，如果被認爲六十兆個之多的細胞，約有七十%死亡了，那麼人類的壽命就終盡了。

原本，皮膚的細胞會呈如污垢般的狀態，不斷地角質化、剝落，或是生長的指甲及毛髮變成死細胞，都與人類的壽命没有直接關係，不過，這些細胞的神速分裂，位於其下方的新細胞再生出來的人，是可喜可賀的。

如果如天文數字般的細胞，每一個都很健康，那麼，身體也會永保年輕，永保健康。然而，一旦細胞之中的任何一個故障了，則其他細胞的功能及活性也會被波及，產生不良影響。

而且，體質惡化，營養代謝、不必要物質、老廢物質、有害物質的排泄功能降低，不久即招致意想不到的疾病。疾病及老化現象幾乎都是如此開始的。

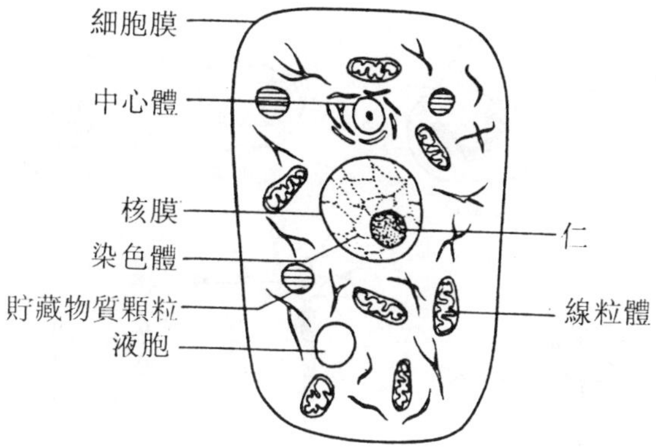

圖6　細胞的構造

腦細胞正因爲在各細胞之中也是位於司掌身體所有的控制部位，所以是非常重要的部份，但一般認爲，神經之中卵磷脂的濃度佔全體的一七～二〇%，根據學者的研究，更佔二一%～三一%之多。

隨著年齡的增長，記憶力減退、變得痴呆，是因爲與腦細胞的數目逐漸地減少的同時，細胞中卵磷脂的含量不足的緣故。

比方說，腦的重量成人雖有一千三百～一千四百公克，但以老人而言，平均只有一千二百公克的程度。

我們的肝臟在二十歲至三十歲時雖有一千五百公克，但七十多歲時竟然只有其一半的七百五十公克。這是肝臟的細胞死亡的證據。

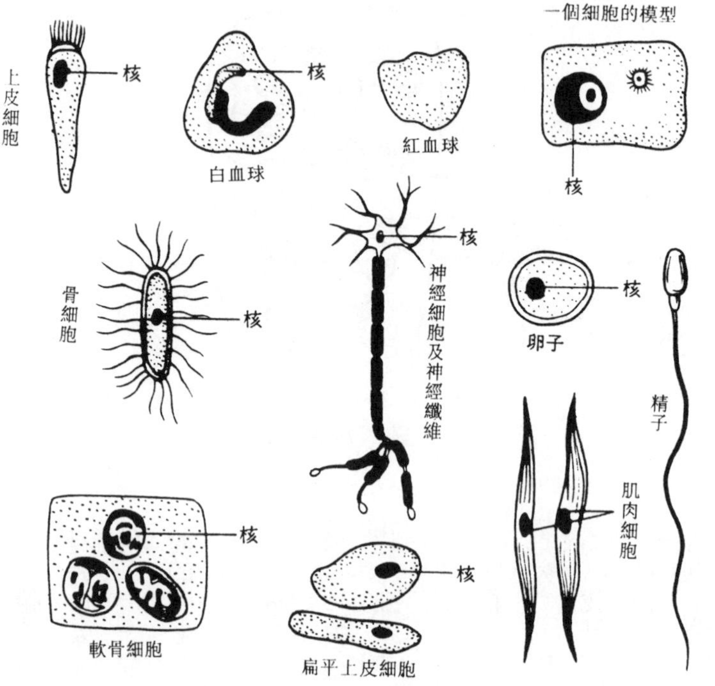

圖7　人體的各種細胞

不過，心臟卻是例外，老年人的心臟與年輕人相比明顯地較重。

這是隨著成爲老年人，容易產生高血壓、動脈硬化等病症，爲此而加諸心臟多餘的負擔，心臟肥大的結果，絕不是值得高興的。

但是，正如衆所周知的，人類最小的單位即是精細胞、卵細胞，但這種生命的基本細胞，以受精的形式製造接合子時，生命的起源於焉開始。

藉由這種精子與卵子的細胞融合方式，細胞的分裂展開，於是逐漸地開始形成作爲人類型態的多細胞動物。

這些精子及卵子如果沒有充分的保護，就會立刻損傷、成爲殘缺不全的細胞、死亡。卵磷脂包圍這些精子及卵子的四周，保護它們。

因精子及卵子的融合而形成的胎兒，雖藉著羊水而受到保護，但由於根據此一羊水之中所含有的卵磷脂而左右著胎兒的生命，因此，我想各位已明瞭卵磷脂的角色是如何地重要，同時，更是爲了維持生命而必要的基礎物質。

2　生命的基礎物質——卵磷脂

卵磷脂在大豆、小魚、肝臟、腦部、蛋黃之中含量很多，尤其對動物的生命活動而言，不可或缺之生命的基礎物質、細胞食品，如果這種卵磷脂在體內的細胞中有不足的現象，那麼將會產生什麼樣的障礙呢？

以世界發行量最大（月刊，二百七十萬份）爲傲，被認爲永遠暢銷書的美國健康醫學雜誌『Prevention』，於一九七二年一月號的開頭，刊載了布爾諾·馬可博士的談話，他斷言：「Lecithin：the Difference Between Breath and Death（所謂的卵磷脂，是決定生死，兩者擇一的物質）。」

那麼，為何卵磷脂被稱為細胞食品呢？

一般認為，不能將一般的健康、營養補助食品與卵磷脂等同視之，混淆一起。

原因是，向來被稱為健康食品及營養補助食品的，幾乎都是從生化學來看；若從細胞水準的觀點來看，則要發揮與卵磷脂相同的作用，是完全不可能的事情。

因為，即使這些食品能促進細胞的活性化、給予或多或少的營養補給，卻不能成為細胞膜本身的構成成分，無法完成與卵磷脂相同的功能。

卵磷脂存在於細胞的各種膜組織之中，幫我們吸取其他營養素均衡的養分、排泄多餘的養分、去除不必要物質、老廢物質、有害物質。

然而，這一點與後述的代謝功能有著密切關係，保護我們的身體不受疾病侵害，為我們維持年輕及美麗容顏，抑制老化。

一九六八年，曾二度得到諾貝爾獎的萊納斯·波林庫博士創造了「分子矯正學」新名詞，主張藉由營養而獲得的細胞正常化，或是以强化細胞爲目標的醫學（在此所謂的分子矯正學，意味著細胞營養療法）。

接受此一主張，美國的參議院議員喬治·馬克巴甘先生，使營養問題特別委員會成立，開始運作，歷經二年的歲月，投下龐大的預算，動員來自世界各地的醫學家、營養學家、生化學家等各界人士，發表長達五千頁之多的龐大報告，掀起全世界衝擊性的波濤。

這是因爲這份報告的歸納整理，大膽地指摘一個結論：

「現代醫學、營養學的狀況是錯誤的。」

我們不妨摘錄這份放在參議院特別委員會之報告的一部份來看看：

「現代的醫師，並未具有真正的營養學知識。因此，被强行錯誤的餌食療法，疾病治不好、恢復又緩慢的情形非常地多。」

「現代疾病以近代醫學治癒不了，這是近代醫學的最大弱點。」

「現代疾病以藥物及手術等方法並無法完全治癒。可以治療這些疾病的，只有新的營養學知識而已。」

而且，最後令人最感興趣的是報告裡叙述分子矯正學（細胞營養療法）的領域的開頭一段：

「細胞如果能取得營養的均衡，身體就不致於生病。考量細胞的營養，是一種新的醫學。」

那麼，細胞內部具有什麼樣的構造，具有什麼樣的功能呢？

我不妨簡單地說明一下：

細胞內部具有被稱爲原形質的半流動體物質，以水及蛋白質爲主要成分，並包括脂質、糖質（碳水化合物）無機鹽類（礦物質）等等。

這些物質以膠質的狀態而存在著，其中，進行物質交代（代謝）的作業，這個作業可分爲同化作用及異化作用兩種。

所謂的同化作用，是以從體外輸入的食物爲材料，形成身體，如儲蓄金錢般的貯存能量的作用。爲了生命的活動而釋出此一「存款」、消費殆盡的則是異化作用。在體內，只要這兩種同化作用及異化作用能效率良好地執行著，便可維持健康的狀態。

愈是小孩，同化作用愈爲活潑，隨著年齡的增長，異化作用方面不斷地活潑起來。

也就是說，如果同化作用比異化作用更活潑，那麼新生的細胞數目便較多，而死亡的細胞數目則較少。

那麼，就細胞的一般構造及功能加以說明。

首先，細胞可以分成原形質部份的核和細胞質，以及後形質等三個構成要素。

（核）

核是由核膜、核液、仁、染色絲（細胞分裂時成爲染色體）所構成。核膜是由蛋白質及卵磷脂所構成，形成二層薄薄的膜。

核膜孔上開著小小的孔，物質從此處進入仁中、透出仁中，所以核膜孔具有調節的作用。請想像核膜孔有一道眼睛看不見的自動門，而這道門打開、關閉非常地頻繁的情景。再者，核也是細胞的控制中心。

除掉核的細胞，是已失去未來的細胞，不可能存活。由於核是由細胞質完成其無限的功能，因此，細胞質裡有提供情報及零件的器官。

（細胞質）

細胞質是由細胞膜、高基體、小胞體、線粒體等物質所構成。

在細胞之中，線粒體及磷脂質，更發揮了極其重要的功能。

線粒體是由蛋白質及脂質所形成，是細胞能量的產生中心，而在捕捉能量、轉換及授受上，成爲非常複雜的構造。

最近，已知這種線粒體之中有著DNA（去氧核糖核酸）。

這種物質雖被認爲是細胞遺傳的主要因素，原本便存於核的染色體之中的物質，但所謂的也存在於線粒體一事，表示至少在某種程度上，這種物質本身支配著遺傳形質。

小胞體之中的滑面小胞體，進行脂質的代謝，尤其是進行脂肪酸的不飽和化、各種類固醇的合成、甘油脂的合成、因氧化而產生的解毒及糖代謝。

投與毒物（或是藥物）之際，肝細胞的管狀滑面小胞體即增生，酵素的活性也增加等等，具有將脂溶性物質更替爲水溶性物質、加以排泄等功能。

一般認爲，高基體具有輸送、代謝被合成的蛋白質、糖質、脂質等物質的兩面作用，在人體之內扮演著極爲重要的角色。

細胞膜（形質膜）是以極性脂質（卵磷脂）及蛋白質爲主成分的膜，具有代謝、生成、輸送被消耗的物質之類的功能。

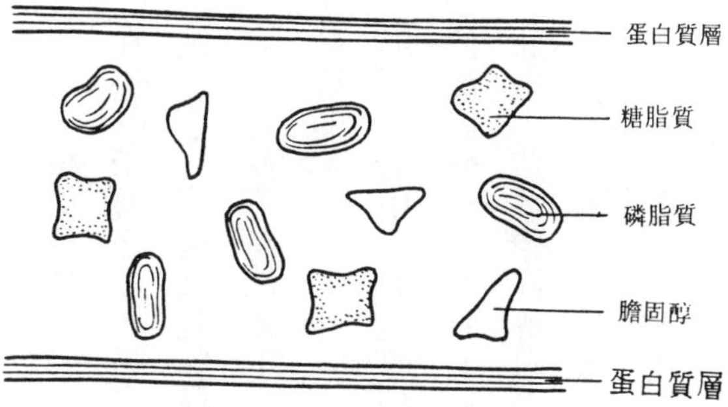

圖8　細胞膜（原形質膜）的組成

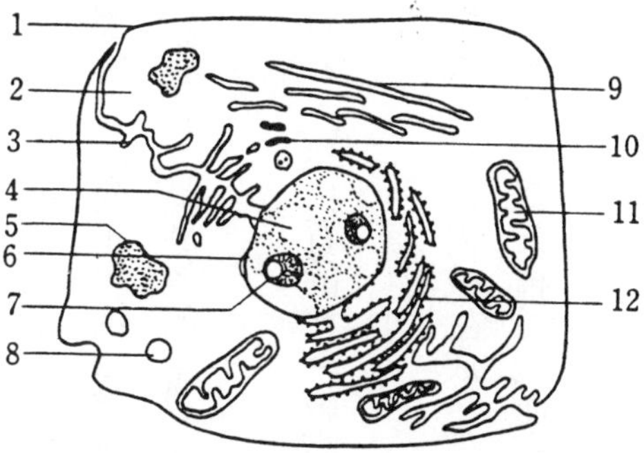

1 細胞膜	5 磷脂質	9 滑面小胞體
2 細胞質	6 核膜	10 中心體
3 高基體	7 仁	11 線粒體
4 核	8 飲細胞作用	12 粗面小胞體

圖9　細胞的細微構造

在細胞質之中，特別被視爲「超能力者」的物質，是細胞膜。

細胞膜的主成分包括五〇%的蛋白質，四〇%的卵磷脂等脂質，其他則是糖質及少許的RNA（核糖核酸）等等。

在這些脂質之中，最多的是磷脂質，而卵磷脂、腦磷質、鞘髓磷脂及膽固醇等等，構成了細胞膜。作爲細胞膜構成成分的膽固醇，雖是不可或缺的物質，但惡質的膽固醇（LDL）由於並不易沈澱下來，因此促進磷脂質、糖脂質的生成、取得均衡，是爲了維持健康所必要的。

膽固醇之中，有良質的膽固醇（HDL，蛋白質的比率較高的物質）、蛋白質比率非常低的膽固醇（VLDL）。

那麼，這種膽固醇雖是藉由飲食而攝取，在體內被生成，但並不意味著LDL一概都是劣質的，從與LDL聯結的肝臟被輸入血液，就某種意義而言，LDL成爲如領航人般的角色，被分配發送至體內的細胞。

在細胞內的工作結束後，膽固醇成爲沒有用處的角色，接著與HDL連結，不斷地再度回到肝臟之中。

但是，由於卵磷脂的現代人，此時ＨＤＬ的含量不足，因此不回到肝臟，卻徘徊於血管內。

也就是說，如果因卵磷脂不足而致於ＨＤＬ的量降低，那麼，膽固醇的值就會提高。一般而言，由於只要使多餘的體重減掉，血液之中的ＨＤＬ就會持續增加，因此膽固醇值便下降。

相反地，由於攝取動物性脂肪、抽菸使ＨＤＬ的量減少，因此膽固醇值便上升。

自古以來，卵磷脂可降低膽固醇值即廣爲人知。

藉由攝取卵磷脂，具有消除中性脂肪、防止動脈硬化及膽結石的作用。

生物體的細胞，有總面積達到八萬平方公尺之多的寬度，扮演著將細胞與細胞彼此繫結在一起的角色，積極地參與生物體的代謝，成爲生命現象的「負責人」。

卵磷脂存在於人體所有的細胞膜系組織之中，在維持生物體的健康上，完成了重要的任務。

卵磷脂在這些膜組織之中擔任「門房」的工作，爲人體把關，司掌吸收必要的營養，排泄不必要的物質、有害物質、老廢物質、代謝荷爾蒙及能量等工作。

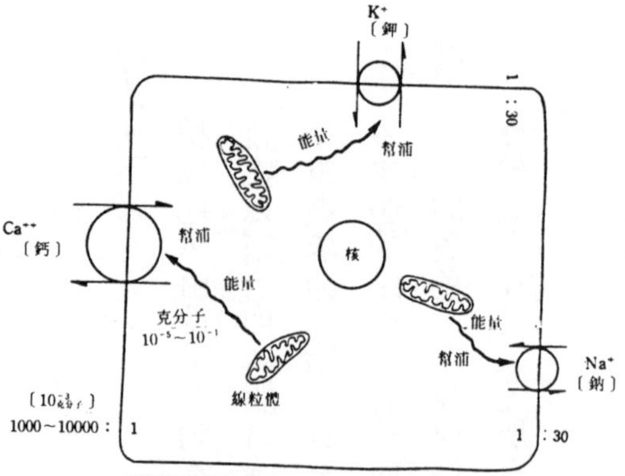

所謂的內環境穩定（homeostatis），亦即生物體恒常性，是指：
·因 Ca^{++} 而產生的微調整（毫秒單位：生物的原始型態）
·因自律神經而產生的調整（秒單位）
·因荷爾蒙而產生的調整（分單位）

圖10　利用 Ca^{++} 的細胞內落差（1,000：1）的生物體調節（內環境穩定）

這種門房（卵磷脂）的人數一旦減少了、怠惰了，便無法造成正常的代謝功能，逐漸地變得容易罹患疾病、促進老化、成爲不健康的狀態。

由於細胞膜就某種意義而言，有如過濾器一般，因此，一旦堵塞不通，功能就會降低、停止。

如果卵磷脂充分地存在於細胞膜之中，那麼，細胞的功能就會順利地發揮作用，爲我們掃除血管內的廢物（中性脂肪及膽固醇），使血液的循環良好。

人類的身體若是每一個細胞都是健康的，則稱爲「內環境穩定」（homeostasis），想要經常保持正常狀態，發揮其作用功能，但若僅僅因卵磷脂的不足，而變成失去了元氣的細胞，便無法取得正確的營養均衡，體內的自然治癒力亦不斷地衰退。

如上所述，卵磷脂擔負著帶給人類生命直接影響的重要任務，就某種意義而言，可以說是生命的基礎物質、細胞食品。

因此，卵磷脂是作爲攝取其他一切營養素之前的「茶碟」之用，非得經常事先貯蓄不可的重要物質。

否則，特意攝取而來的營養素便無法充分地吸收，眼睜睜地看著營養素漏失，攝取多餘的物質，損害只有微量的維生素類、礦物質類等重要營養素的攝取，結果，對我們的身體而言，成爲非常不經濟的損耗。

營養學的權威雷洛德·戈狄爾說：「我希望將卵磷脂推薦給全人類。從地球的講台上，想要向著全人類大聲呼籲，地球所有人們！攝取卵磷脂吧！否則，可能會招致死亡！」

3 愈是文明人卵磷脂愈是不足

醫學博士卡特·頓巴克，將卵磷脂之中的膽鹼稱爲生化學上的清潔劑（天然的界面活性劑），但這種卵磷脂的作用，是作爲乳化劑之用，使如膽固醇般的石蠟性物質，呈無害的微分子狀態的作用。

卵磷脂雖是在自然食品之中被發現特別多的物質，但由於現代的食品加工技術，正受到破壞。

目前的牛乳雖有殺菌了，但含有此一殺菌作用的卵磷脂成分已受到破壞。

小麥粉雖可將其中所含的維生素E複合體排除，但其結果卵磷脂也受到破壞。

在日常食品中，由於卵磷脂的最大供給來源植物油，大致上都是脱水的油，因此卵磷脂受到破壞。

日本人自古以來即食用味噌、醬油、納豆、豆腐、豆腐渣等食物，尤其是最近也飲用豆漿等飲料，理應比其他人種攝取更多的卵磷脂來源，但由於現代食品加工技術的進步，被進行加熱處理、殺菌處理、化學處理的食品變多了，而致破壞卵磷脂的成分。

卵磷脂的用途，廣泛地利用而作爲食品加工及工業之用。

舉例而言，作爲乳化劑之用，人造奶油含有〇·二～〇·二五%的卵磷脂，冰淇淋含有〇·一～〇·五%，巧克力則含有〇·三%程度，餅乾、小甜餅、煎餅（酥脆餅乾）含有〇·二～〇·五%，酥油、焦糖（牛乳糖）、麵包、蛋糕、香腸等食物含有〇·一～〇·五%，味噌含有一～三%，通心麵、麵類則使用了〇·五～一%左右的卵磷脂。

然而，僅僅如此程度，爲了維持我們的健康而必須的卵磷脂是不夠的。

現代人的飲食生活，以速食品爲首，冷凍食品、當作零食的糖果餅乾等一切，大部份食品都是加熱處理、化學處理的加工食品。無法攝取原本的生命活動所必要的卵磷脂及維生素、礦物質。

況且，食品被填滿了人工甘味料、調味料、人工色素、凝固劑、剝離劑、防腐劑、保存料、漂白劑、香料、抗氧化劑等食品添加物。

日本人可以說是多多少少滿足於豐富的飲食生活，在如此的加工食品之中，要攝取均衡的營養，並不容易。

另外，在壓力很多的現代生活中，陷入原因不明的焦慮不安、憤怒、頭痛、肩膀痠痛、失眠症、性無能、情緒不穩定等狀態，是常有之事。

一旦有顧慮或擔憂之事，就會突然長出頭皮屑，白髮增加，但無論任何一個都是酷使腦部的神經。

我個人認爲對「精神上的要素帶給身體組織如何的影響」的問題，最佳的例子是致力於動物實驗的美國某大學，他們藉由將狗關入被混凝土所包圍的大廈一室數日的實驗，出現如下的情況，並發表此一結果。

首先是變得易怒、動不動就吵架、變成神經質，第二，變得糊塗、愚蠢，缺乏記憶力及集中力，第三，迅速地死亡。

將這個實驗置換爲人類的時候，愈是文明人愈會在大都會中的高樓大廈、喧囂、科學文明的利器之中，一邊受到環境的污染，一邊陷入愈來愈孤獨的狀態，結果，被逼進與這隻狗同樣的狀態的人，大有人在。

東海大學附屬醫院的院長五島雄一博士，仔細地調查冬季一、二月，中年女性高血壓病例增多的原因，指出是因爲掛心孩子升學考試的緣故，只要入學考試結束，血壓就會恢復正常。

我常常覺得，因中學生校園暴力等問題而苦惱著的中學老師，高血壓及自律神經失調症的病例增加了，似乎是很可以理解的。

事實上，除此之外，因親子關係、夫婦問題、職場中的人際關係等糾紛而血壓上升的病例，似乎屢見不鮮。

日本的風土人情、歷史、家族制度、習慣及體質等社會背景，雖也關係著上述病症，因這些因素而引起的病例也很多，但日本人愈是過度地意識到「別人如何看自己？如何評價自己？自己如何被別人想的？」的人愈是稀少，這種人幾乎絶跡了，其結果，使自己本身的神經消耗，大傷腦筋。爲了使這種痛苦、煩惱向自己身上集中，而招致精神障礙的例子，也非常多。

卵磷脂是爲了精神安定而均衡攝取，它爲我們創造出更爲健康的精神狀態。

這一點雖藉由美國的研究已判明，但有報告指出，在精神異常者的腦部，卵磷脂的含量只有正常人腦部的一半。我認爲，這一點從精神病院及神經內科的患者，若初期之內給予卵磷脂加以治療，也能充分地理解。

有人說卵磷脂非僅調整神經及精神的不調和而已，對於因內分泌腺的疲勞而導致的性無能，也具有非常良好的效果，諸如此類的許多學說雖被發表出來，但特別是在德國（西德），遠從四十年以前卵磷脂便開始作爲性的輔助劑，並作爲回春劑或壯陽劑之用，相當受到歡迎，這也是可以理解的事情。

自古以來，作爲增强精力且具效果的食物，雖可以列舉出蛋、紅蝮蛇、鱔魚（鰻鱺）、蠑螈、動物肝臟、小魚及動物睪丸等等，但因爲這些食物都含有豐富的卵磷脂成分，當然具有效果。

尤其是在男性的睪丸之中（即使是動物也一樣），能製造性腺刺激荷爾蒙及輸精管刺激荷爾蒙，在使內分泌腺復甦的同時，全身的各細胞被活性化，與神經系統的荷爾蒙作用彼此互相調整，在整體上，全身的功能顯著地恢復年輕。

尤其是開始食用卵磷脂之後，一過了二、三星期，除了性功能的「回春」、恢復生機之外，男性本身的精液量就增多，似乎也變濃了，大多數的親身經驗都如此說。

不過，這一點在女性本身也可以適用，有許多報告指出：卵磷脂可以使女性體液的分泌產生極大的變化。

尼古拉斯·A·菲利博士叙述道：「卵磷脂的存在，在神經細胞及内分泌腺的細胞組織之中，特別是動力能量的源泉，這一點應銘記於心。因此，如果食物之中卵磷脂含量很少，那麼，含量愈少，人體内最重要部份的活力愈會減退。」

神經纖維是脂肪性物質的鞘，亦即它被髓鞘所包圍著。這層防禦膜上，含有多量的卵磷脂。

另外，腦細胞爲了發揮日常的功能而需要卵磷脂。因此，一旦缺乏卵磷脂，覆蓋神經纖維及其細胞的磷脂質（卵磷脂）的鞘就會減少，導致焦慮不安、腦部疲乏、精力減退、神經消耗、進而因自律神經的失調而招致身心症及精神障礙。

我是一個自己和別人全都認定的無與倫比的職業摔角迷，而觀看日本體型小小的摔角選手將世界身材魁梧高大的選手爽快地摔出去，一個一個地打倒在地，是再痛快不過的事情，且在壓力的消除上，是最佳的方法。

我便有幾個一向親近的反派角色型的摔角選手朋友，他們全都食用卵磷脂。他們並非因扮演「反派角色」而去食用卵磷脂，其實他們一下了摔角台，任何一個在職業摔角界都是以紳士之姿而聞名。因爲，他們對於有關健康食品的問題也熱心地研究著。一般認爲，日本人與外國人相比，雖在瞬間爆發力上有所欠缺，但耐久力、持久力並不輸於外國人。為了在比賽上獲勝，僅僅憑藉爆發性的破壞力是徒勞無益、白費力氣的，敏捷性、判斷力等腦智也是一項必備的條件，每一個選手都應具有這些能力。

曾有人說過日本的職業摔角選手之所以勝過海外的大塊頭選手，也都是因為食用納豆及豆腐的緣故，而有人說，連安東尼·豬木也很喜歡食用大豆食品。

但是，最近日本人的飲食生活，只有追尋歐美化腳步前進而已，高血壓及膽固醇值的上升、心臟病正在增加的情形，委實令人遺憾。

根據一九八二年五月二日厚生省所發表的「一九八〇年循環系統疾病基礎調查結果概要」，在國民全體的高血壓症減少的趨勢之中，只有四十～五十歲的男性有高血壓症增加的現象，至於膽固醇值，則亮起「紅燈」。

如「工蜂」般的四十歲一代，似乎有必要特別注意工作過度。

競爭激烈的社會，此一偏差也很大，結果，每一個人一邊完全地承受其負擔，一邊辛勞疲累，支撐著社會。

到了無法忍受這種負擔的極限，即是成人病的疾病，這雖是曾經工作勤奮的中高年齡層人們所特有的疾病，但在最近，幼稚園幼兒已成爲其「預備軍」，也有罹患的可能，且小學生也早就罹患糖尿病、高血壓症。膽固醇不斷地成爲問題，此一低年齡化的傾向，正擴及日本全國。

當我們以爲更年期障礙是四十歲之後的症狀時，現狀卻連二十歲左右的未婚女性身上也逐漸顯現此一症狀，且爲數不少。

這並非僅限於日本的現象，而是世界性的趨勢，特別是在歐美先進諸國，更被視爲一項問題，當作全人類的疾病。

此一趨勢是受到自個人體質、性格以至工作、飲食、運動、休養等生活環境及社會環境的影響，可以說是現代社會所產生出來的文明病。

因此，如果想要逃開這個環境，卻不知能否移居至競爭較少的原始社會，那麼，除了克服文明社會所釋出偏差、扭曲及鬥爭之外，亦無其他的方法。

現在的健康狀態，雖被認爲是日常生活之中身體力及精神力累積決算的結果，但比起這個更爲重要的是，積極地從事於每一天的「收支」，成爲正數的自我管理，不透支身體力及精神力，才是最高明的策略。也是提升生命基礎物質（細胞食品）的卵磷脂，其存在意義的理由所在。

從日本人長年的經驗來看，以大豆食品爲日常食品，成爲維持健康及保持長壽的先機。

現代的社會愈是無法與從前比較，個人、社會的負擔就愈大，但我們卻非得忍受這個負擔，並且加以克服不可。因此，必須更積極地採用卵磷脂所具有的特性，維持由生命的根源所形成的身心均衡與健康。

4 卵磷脂與維生素是一體兩面

維生素E是生育酚化合物的集合體，有α、β、γ、θ等八種。

一般認爲，維生素E含有率最高的食品，是小麥胚芽油。

雖然維生素E的特性在於抗氧化作用，但就α生育酚而言，α生育酚可以說只由小麥胚芽油中採取出來。由於小麥胚芽之中也含有β生育酚，因此，從小麥胚芽採取的維生素E，被認爲是最有效的。

順帶一提，在玉蜀黍之中含有γ生育酚，大豆之中含有θ生育酚、稻米的胚芽之中含有ε生育酚。

如果期待維生素E在體內發揮藥物代謝的效果，那麼我認爲，α生育酚是最值得期待的一種。而且，通常以D型表示天然的維生素E，將稱爲Dα生育酚的D型生育酚及L型生育酚的成分各一半的維生素E，稱爲合成的維生素E。兩種維生素有何不同呢？

無論天然或合成的維生素E，在抗氧化作用上，幾乎是同一程度，雖然一般都如此認爲，但在體內的生理活性上，天然的維生素E遠比合成的維生素E有效。

但是，關於這種維生素E的效用，雖藉由衆多的著作而不斷地呈現出來，但每一本都令人有不合用的感覺。當然，這並不是否定維生素E的效果，不過，我儘管承認其效用，但現在仍未明瞭任何一個有效部份的説明。

因此，我在一邊就卵磷脂的效用及維生素E的效用作比較、檢討，一邊從細胞的角度試著去考察時，發現維生素E的效用與卵磷脂的效用是表裏一體的、相輔相成的。

現在雖有幾個關於維生素E之效用的學説及理論，但最爲人所知的部份，是一般認爲的抑制氧化作用（抗氧化作用）、抗不孕作用（促進血液循環作用）、不老長壽（返老還童）的維生素等等，總而言之，維生素E大大地關係著每一個細胞。

若說到細胞，則雖强調其膜組織內的磷脂質（卵磷脂）的存在意義及其功能，但其實這種「萬能」的卵磷脂裡也有容易氧化的缺點。爲我們改善此一缺點的，其實是維生素E。

也就是說，維生素擔負著爲了使卵磷脂所具有的能力，發揮至最大限度而予以援助的任務，與其說是維生素E本身的直接作用，不如說是卵磷脂借維生素E的力量，欲將其所具有的力量完全地活用。

如果從人類的生物體細胞之中消耗卵磷脂、缺乏卵磷脂的激烈情形，那麼便無法運作生命活動。然而，人類隨著年齡的增長，細胞內的卵磷脂加深了氧化現象（老化現象）的程度，招致卵磷脂缺乏的狀態。

由於臉上所出現的雀斑、脂褐素之類的褐色老化色素沈澱下來，不僅在皮膚上，連腦細胞、心肌等身體細胞所到之處，也會產生的老化物質，這是過氧化脂質與蛋白質結合所形成的物質。那麼，這種過氧化脂質是如何產生的呢？

任何人都知道，用使用過的油對身體不好，但事實上，無論是在家庭或是在餐廳，一再使用用過數次的油，乃是實情。

「爲了使只會拈花惹草、不顧家庭的丈夫，合法且確實地早日死亡，只要每天一再用使用過的油去油炸食物，讓他吃這些東西就可以了。」這種程度的油，是令人害怕的。

這種恐怖的油的真正面目，正是過氧化脂質本身。這是油長時間接觸空氣，與氧氣化合，其中的脂肪氧化的物質，也帶給ＤＮＡ的遺傳因子核不良影響，是促進老化的「壞傢伙」。

身體中的脂肪大致區分爲飽和脂肪酸及不飽和脂肪酸，尤其是不飽和脂肪酸，一旦氧化了，就宛如自來水管之中附著著紅銹，使管道內水路流通變差，血液的流通，亦即血液循環不良，將營養供給至體內各組織的功能就衰退。

由於年輕的身體內細胞數目較多，同化作用也較活潑，新陳代謝很旺盛，因此過氧化脂質不太會形成、產生，而從二十歲後半開始，由於細胞的異化作用比同化作用更活潑，再生的細胞數目開始減少，因此容易產生過氧化脂質。

如上所述，對生物體細胞而言，不可缺少的不飽和脂肪酸也氧化了，因此，變成劣質的不飽和脂肪酸。也就是說，因爲卵磷脂之中含有豐富的不飽和脂肪酸，所以防止這種氧化作用，成爲一件重要的事情。

因此，活用維生素E的抗氧化作用，藉由將維生素E攝取至體內，防止身體組織之中的不飽和脂肪酸（卵磷脂）的氧化，保持透過細胞膜的功能正常，即表示使細胞的老化及缺氧狀態恢復正常之意。

由於防止氧氣的浪費，可防止脂核素等老化物質蓄積於體內，因此，維生素E即爲防止蒼老、抑制老化、恢復年輕的維生素。

當體內產生癌細胞時，爲我們打敗這些癌細胞的是淋巴球。因此，如果淋巴球能强力地發揮作用，那麼，癌細胞就不會蔓延下去。

因爲淋巴球也是細胞的一種，所以當然有其壽命，有時分裂的功能會衰退、停止下來，不再發揮作用。如此一來，接著就不斷地出現癌細胞一方捲土重來的可能性。

如果維生素E具有延長細胞壽命的效力，那麼，當然也會延長細胞之淋巴球的壽命，「被癌症所追趕著的年齡不是也變得很長嗎？」推測也能成立。

那麼，存在於人類所有的細胞及細胞膜之中，在維持生命體及健康上不可或缺的不飽和脂肪酸（卵磷脂），相較於維生素E，雖在延長細胞的壽命上，具有更積極的功能及效

表2　針對各種疾病維生素E的適合使用量一覽表

（成人每人的一日份量）

(1) 內 科 系	
動脈硬化症	200～300mg
心臟疾病	200～400mg
腎藏疾病 急性	30mg
腎藏疾病 慢性	300mg
肝臟障礙	200～400mg
慢性肝炎、肝硬變	100～400mg
胃腸疾病	200～300mg
(膽囊、肝炎、十二指腸潰瘍症等等)	
血液疾病(貧血、溶血)	200mg 左右
糖尿病	300mg
(2) 婦產科系	
流產	30～50mg
不孕症 女	300mg 以下
不孕症 男	150mg 以下
月經異常	50～100mg
更年期 重症	300～500mg
更年期 輕症	20～100mg
懼冷症	50～100mg
(3)外科·整形外科系	
血栓（靜脈）	100～300mg
預防手術後的血栓	100～500mg
膠原病	300～600mg
（風濕、腸原病等等）	
(4) 皮膚科系	
褥瘡、濕疹、紅斑等	100～200mg
凍瘡（重症）	200mg 以上
(5) 耳鼻科系	
鼻症、重聽、耳鳴等	200～300mg
(6) 眼科系	
網膜症、中心性網膜炎	200～300mg

表3　食品中的維生素E含有量

（一百公克中的毫克數）

食品名	α生育酚	（β+γ）生育酚
糙米	3.0	1.6
白米	0.3	0.1
小麥粉	0.3	0.7
大豆油	7.0	70.0
奶油	2.0	
人造奶油A	5.6	5.9
人造奶油B	14.8	12.6
小麥胚芽油	160.0	80.0

用，但這一方面的研究似乎仍很遲緩。

無論如何，在防止不飽和脂肪酸的氧化作用上，在需要維生素E的同時，幫助此一維生素E的體內吸收的，其實意指以卵磷脂爲主體的不飽和脂肪酸。

也就是說，彼此相依相成，不可缺乏的存在著。從某種意義而言，維生素E與不飽和脂肪酸（卵磷脂），可以說是電氣的陽極及陰極，形成一體兩面的物質。

在細胞及細胞膜之中，卵磷脂進行以吸收營養爲首的所有代謝功能，進行不必要物質、老廢物質及有害物質的排泄，傾注全力於細胞的復活、再生、甦醒上，促進細胞的分裂功能。

維生素E如果爲此而存在，那就會激勵有過度疲勞傾向的卵磷脂，減輕卵磷脂的負擔，爲了容易發揮作用，從側面予以協助。

如此的卵磷脂與維生素，彼此互相扶持，互助合作、互相激勵——這是它們必須承擔的宿命。卵磷脂需要維生素E，維生素E需要卵磷脂，兩者彼此互相需要。

由於提高了相乘效果，因此攝取卵磷脂時，請一定不可以忘了攝取維生素E，反之，攝取維生素時也請務必不能忘了攝取卵磷脂。

第三章

使頭腦良好、防止偏差行為的「卵磷脂」

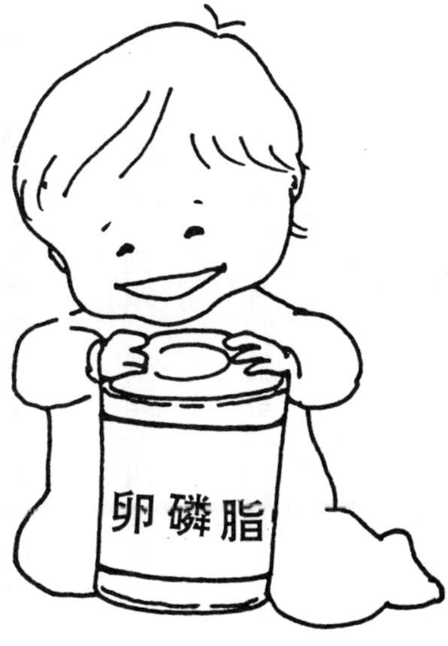

1 腦部的結構與卵磷脂

中樞神經是由腦部及脊髓所構成，腦部被分成爲大腦半球及腦幹（間腦、中腦、小腦、橋腦、延髓）。

腦部及脊髓全都容納於硬骨之中，並且包裹於髓膜之中，被浸於髓液的一種淋巴液之中，充分受到保護，不受來自外界的侵害。

大腦是由左右的兩個半球所構成，區分爲前頭、頭頂、側頭、後頭等四葉。其表面上有許多皺褶。

內部構造則區分爲皮質、髓質、大腦核，進而，內部之中有側腦室的「洞穴」，此處充滿了髓液。

皮　質＝藉由衆多神經細胞的集合而形成，是重要的中樞機關所在地。

髓　質＝在皮質的內部，分佈著將皮質與衆多神經中樞連結在一起的神經纖維。

大腦核＝位於髓質的內部，支配著無意識的運動，尤其是肌肉的緊張度。

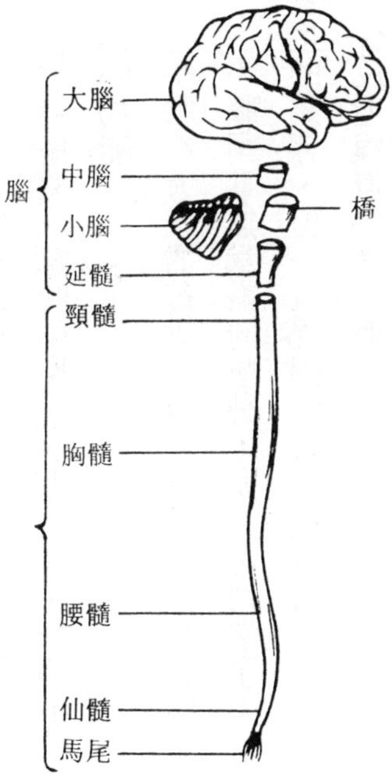

圖11　**中樞神經系**

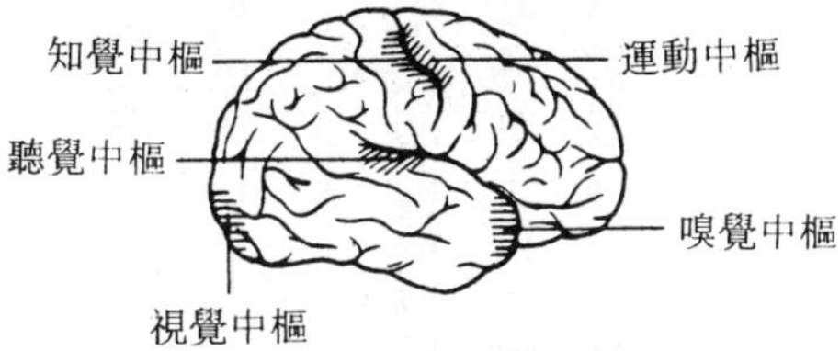

圖12　**大腦皮質的各中樞**

間腦的功能

間腦連接於大腦的底部，與腦下垂體的邊緣相接，由視丘及下視丘所構成。在下視丘上，存在著自律神經功能最高級的中樞。間腦上則有冷熱中樞、睡眠中樞、代謝中樞、性衝動中樞等重要的中樞。

延髓的功能

延髓是自律神經中樞，存著衆多反射中樞。呼吸中樞、心臟調節中樞、血管運動中樞、呑嚥中樞、嘔吐中樞、咳嗽中樞、分泌中樞等等，是其主要的中樞。

小腦的功能

小腦在大腦的後方，位於延髓與大腦之間，由左右半球及中央的內部所構成。

小腦司掌無意識的運動，尤其是司掌肌肉群的協同運動及身體的平衡，雖與生命沒有直接的關係，但一旦受到阻礙，就會引起小腦性運動失調（如酒醉般的走路步伐）。

條件反射與無條件反射

由於反射通常不是在其傳導通路進入大腦，因此產生時完全與意志無關，在無意識之下也可以做出反射動作。

分辨是否爲腳氣病患者的膝蓋反射中樞位於腰髓，而醫師經常用以確認死亡的瞳孔反射中樞，則位於中腦。

如上所述，由於是先天性的反射動作，或是出生之後不久被賦予的反射動作，因此，也稱爲無條件反射。

俄羅斯的生理學家巴布羅夫（Pavlov），有一段非常著名的故事。他一養成讓狗聽固定的聲音，再給予餌食的習慣，狗最終僅憑聽聲音就能證明開始分泌消化液，使條件反射的存在明確化。

像這樣將在後天的訓練上能得到的反射，稱爲條件反射，將刺激稱爲條件刺激，除了聲音之外，顏色、氣味、觸覺等等，也都成爲條件刺激。

腦部是生命的中樞中心，雖是任何人都知道的事情，但頭腦是好或壞，則是由大腦之中腦細胞的數目，及連結這些細胞的神經纖維的配線良好與否所決定。

由於腦部是呈果凍狀的物質，一用手碰觸就散亂不成形，非常靠不住。因此，收納於能保護腦部之「腦脊髓液」的液體之中，進而用「軟膜」之薄而透明的膜包裹腦部，用另一個「蜘蛛膜」，也同樣是薄而透明的膜包裹起來。腦脊髓充滿於此一蜘蛛膜及軟膜之間。

並且，用比蜘蛛膜更厚的硬膜包裹，用頭蓋骨嚴密地保護腦部。

大腦皮質非常類似於電腦的ＩＣ迴路。

在此處，填滿了一百四十億個以上的神經細胞。

擁有此一龐大數目神經細胞的大腦，司掌思考、記憶、感情等功能，相對於此，小腦則司掌身體的運動功能。小腦的重量，以成人而言約有一百三十公克，大腦則約有三百公克。

小腦上也有小腦皮質，擁有數百萬個神經細胞，進行身體的運動所必要的平衡及控制。

舉例而言，吃飯時不會弄錯筷子的距離及方向，可以很順利地送到嘴巴裏，都是根據小腦的指令去執行。

喝醉酒而腳步搖搖晃晃，也是因爲藉由酒精，小腦的神經細胞正麻痺著的緣故。

不過，如貓及鳥類般在圍牆及樹木上行走，即使被抛上天空也能平安無事地著地，是因爲小腦非常發達的緣故。

儘管如此，並不意味著小腦與大腦擁有完全不同的功能，而是彼此互相連絡、發揮功能之意，「因爲肚子餓所以想吃飯」這個指令，是由大腦所發出的，而將飯碗拿在手上並吃飯的作業，則是小腦的功能。

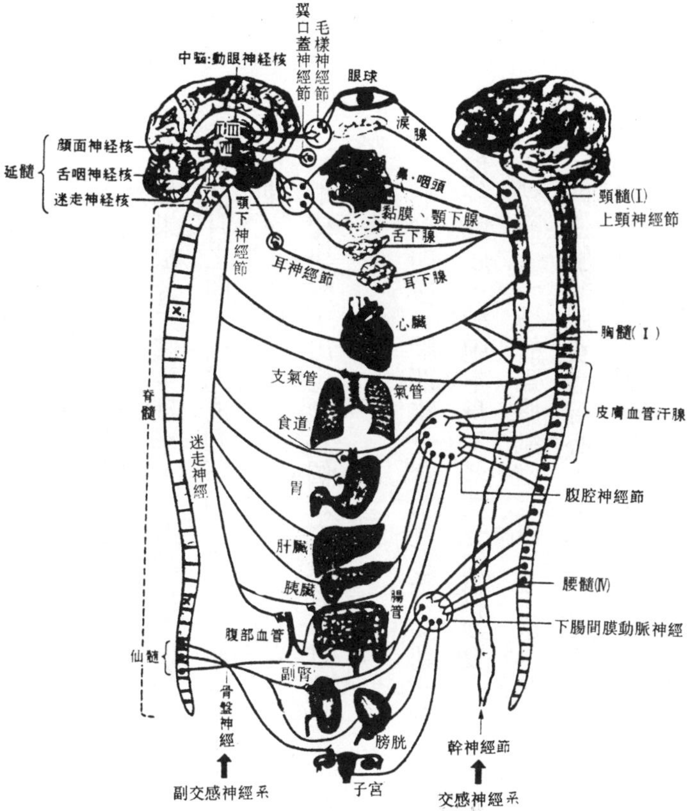

圖13

舉例而言，延髓作爲調節呼吸、調節血液循環、不飲入異物之類的防禦反應，藉由吐氣、咳嗽、打噴嚏等動作進行其調節功能。

人類爲了要維持健康，僅僅注意身體的各臟器是徒勞無益的，且接受來自司掌思考、記憶及感情層面之大腦的指令而發揮功能，失去中腦、小腦及延髓的正常功能，是不去執行對於身體各組織的正確傳達，由於傳達了錯誤的訊息而招致疾病。

內臟所有的諸器官如圖13所

示，經常與腦細胞攜手合作，進行縝密的連絡。

爲此，有必要充分地攝取在腦部的形式及功能上不可或缺的腦細胞食品卵磷脂。

「健全的肉體存在於健全的頭腦之中」，即是表示頭腦健全的重要性。

如果根據大腦生理學，一般認爲人類的腦細胞有七〇%在胎兒時形成，出生以後的三十六個月之間，則完成剩下的三〇%。而且，出生之後約十八個月之間，是發育得最急速的時期。

根據學說，出生十八個月之後發育雖停止了，但相反地，神經細胞甚至被認爲不斷地減少。

無論如何，腦部雖一開始就必須受到一百四十億個細胞的各種援助、照拂，但因爲如其他細胞般，細胞本身不增殖（細胞分裂），我想各位已瞭解它是如何重要的器官。

然而，一般認爲腦細胞是以二十歲爲巔峰期，一天死亡十萬個至二十萬個之多。

即使腦細胞費盡苦心，好不容易獲得訊息、情報，由於細胞死滅了，因此這些情報便喪失了，隨著年齡的增長，記憶力也一起減退，也是基於如此的理由。

另外，僅僅藉由細胞並不能發揮此一能力。連結細胞與細胞的神經纖維有千條以上之

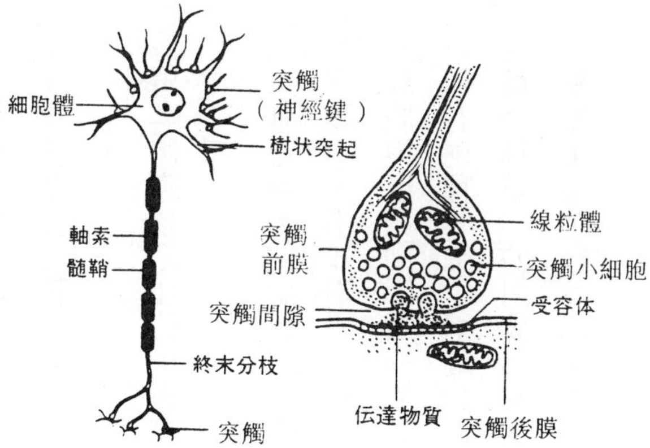

圖14

多，表示這些神經纖維擔任取得細胞之間的連絡通信線的角色之意。

如將這些神經纖維全部連接在一起，就有三五萬公里的長度，非常驚人，一般認爲這是比地球至月球更長的距離。

從神經纖維發出之神經纖維的先端，是「突觸」（神經鍵）的電閘形式，此一開關爲了與其他神經細胞互相取得連絡，搭上線而負起如電話接線生一般的任務。

有人說，解開電閘裝置的鑰匙，是「海馬」及「突觸」（所謂的海馬，是龍落子的別名）。

在腦部的中央部位，司掌感情等意識的大腦邊緣系統之中，採取如海馬般的形式，左右部位各有一個，形成一對。這便是「海馬」的中樞。一九五四年，加拿大的腦神經外科醫學W·貝菲爾德博士，爲了治療癲癇症，將這個神經中樞切除。但是，儘管癲癇症減輕了，仍罹患嚴重的記憶障礙症狀，據說，手術之後的事情竟然完全記不住，老是忘東忘西。

「海馬」將應該記住的情報暫時地儲存起來，整理這些資訊，被推測是否應銘記到大腦。

雖仍未確定是否銘記於大腦的某處，但擔任神經細胞彼此互相接收電訊、傳遞訊息的接線生「突觸」，不知不覺地負起與「海馬」類似的角色，不是嗎？

神經細胞抱以如助手般的姿態，向外突出許多枝節，這些枝節奇異地互相纏繞著。其枝節有兩種，除了稱爲「樹狀突起」的分枝之外，還有接受來自神經細胞的訊息、信號，稱爲「軸系」的粗枝，此一粗枝將訊息、信號傳送至其他的神經細胞。因爲據說一個在神經細胞上最多擁有二十萬個電閘裝置，所以在腦部，便有十兆至十五兆個左右的電閘裝置。

此一電閘開關似乎扮演著回路開關的角色，儲存記憶、回想記憶。

大腦生理學者伊東正男博士（東京大學醫學系教授）如此說道：

「人類是否清楚地記住所經歷過的事情，回想起這些事情，全繫於腦部的檢索裝置是否順利地運作著，而儲存記憶及資訊的記憶裝置，則也與電閘裝置的功能是否順利地進行著有關。」

若根據京都大學靈長類研究所的久保田所長的說法，則一旦給予腦部經常食用的食物（卵磷脂），此一電閘裝置就會逐漸地發達。

而且，進行一百四十億個腦細胞的互相連絡，也應稱爲自動式電話接線生的電閘裝置，若是愈發達，則表示頭腦的靈活度愈佳。

神經纖維雖被脂肪性物質的鞘，亦即鞘髓所包圍，但此一防禦膜含有多量的磷脂質，亦即卵磷脂。這種神經纖維一旦由不良的材料所構成，防禦膜的磷脂質（卵磷脂）不足的話，細胞之間的通信網路就會紊亂，成爲故障的原因，頭腦的功能不斷地減退。尤其是在形成腦部的幼兒期，更需要多量的卵磷脂。

人類的身體細胞雖包含三〇％的蛋白質、三〇％的脂肪，但腦部相反地也有六〇％的脂肪，其中，良質的脂肪（磷脂質＝卵磷脂）爲十七～二〇％。根據學者的說法，一般認爲則佔有二一～三一％之多。隨著年齡的增長，記憶力減退、容易忘東忘西、重複去做同樣的事情，是因爲腦細胞的數目逐漸地減少、腦部軟化的緣故。正如先前所說的一樣，雖成人的腦部重量爲一千三百～一千四百公克，但以老人而言，平均降至一千二百公克。

在形成頭腦及防止老化上，良質磷脂質（卵磷脂）是不可或缺的。一九八三年四月八日，在大阪召開的「第二十一屆日本醫學會總會」上，由京都大學醫學院神經內科的中村重信助理教授，發表如下的被告：

老人糊塗（老年性痴呆症）所產生的化學上的結構，原因追究起來在於飲食生活，因此，只要藉由大豆等食品去改善飲食生活，就可以不變成「恍惚的人」。

老年性痴呆症從五十歲左右開始出現健忘等癥兆，思考力逐漸地衰退，痴呆的症狀不斷地顯著起來。然而，截至目前爲止，關於腦部的老化並不清楚其詳細的機制，只是被視爲與乙酶膽鹼（卵磷脂）這種神經物質有關而已，但中村助理教授心想，除了乙酶膽鹼之外，不是也與其他的神經傳達物質有關嗎？

因此，就六十～七十歲的老年人，比較了健康者與老人痴呆者各三十人的髓液、血清等物質之中所含有的神經傳達物質的量。其結果，痴呆的老人相對於健康的人，合成乙酶膽鹼（卵磷脂）的酵素的作用，減至三分之一以下。進而，其他的神經傳達物質GABA、二羥基苯基丙氨酸（DOPA）等物質也降低了將近一半，很顯然地，痴呆的症狀關係著數種神經傳達物質。

更進一步來說，藉由爲了增加這些減少了的腦內神經傳達物質的實驗，已確知只要攝取大豆、蛋黃等食品之中含量很多的卵磷脂（磷脂質），便有效果。

舉例而言，一旦將卵磷脂摻混入餌食之中，讓老鼠食用七天，乙醯膽鹼（卵磷脂）就會一舉攀升將近三倍。

另外，連GABA等其他神經傳達物質也增加一・二～一・八倍。

中村助理教授發表報告說：

「接受神經傳達物質，可以說是掌握資訊之神經細胞中樞的『受容體』雖然老化了，但在尚未破壞的最初期階段，藉由攝取大豆等含有較多卵磷脂的飲食，可以預防痴呆。」

卵磷脂不僅是在保全所有細胞、神經系統、腺（內分泌）系統的細胞組織上有其必要，也是魁梧的身體、精神活力之最具效果的傳感器（發生器），有如身體的發電機一般，另外，也被認爲是再生器。

受到損傷的神經、枯竭的腦力、減退的生命內分泌腺，若藉由卵磷脂，則甚至可以復元至最大的活力。

菲利博士敘述說：

「卵磷脂的存在，因爲在神經系統及內分泌腺系統的細胞構造之中，尤其是有活力的能量的源泉，所以攝取卵磷脂愈多，體內的活力便愈增大。」

爲了使腦部發揮日常一般的功能，更需要有卵磷脂。

卵磷脂一旦缺乏，覆蓋神經的脂肪鞘就會減少，呈現出焦慮不安、腦部疲乏、精力減退、神經消耗，進而完全神經衰弱的後果。

由於對神經組織及內分泌腺組織而言，卵磷脂宛如車子的機油一般，因此無論如何去補給汽油，如果沒有機油（潤滑油），那麼車子就不會跑。沒有汽油的話，車子只是停下來的程度，但只要一缺少機油，車子的結構就會變得喀嗒喀嗒作響，成爲不能使用的廢物。

卵磷脂取得肉體及精神的均衡，爲我們創造出更爲健康的精神及肉體。

爲此，卵磷脂也被稱爲鎮靜劑（精神安定劑）。

2　使記憶力、集中力、學習力增大二五％的「卵磷脂」

美國馬里蘭州國立精神健康協會的克里斯查·吉利博士發現，一旦給予人類卵磷脂，記憶力、集中力、學習力就會提高二〇～二五％之多，並將此一發現發表於學界。

另外，若根據美國美達爾，赫爾司研究所及麻薩諸塞理工學院大學的發表，則有報告指出，在喪失記憶及老人性痴呆症的阿茲海默耳症上，卵磷脂確實有效。

雖在前面已敘述過人類的腦細胞約有一百四十億個，但因爲從過了二十歲左右開始，一天大約會死去二十萬的腦細胞，所以若一直以此數字計算下去，則一年死亡七千二百萬個，十年就死亡七億二千萬個，三十年就死亡二十一億個之多，以八十歲而言，就有四十億個腦細胞爲無用之物。

在一百四十億個之多的腦細胞之中，雖也許被認爲約有四十億個是無用之物，但因爲在我們的腦細胞之中，真正發揮功能的細胞只有四十億左右，因爲四十億個細胞死亡，等於幾乎所有的細胞實際上喪失了，所以這是非常不得了的大事，非同小可。

在美國的大學，有資料顯示：當檢查精神病患腦細胞之中的卵磷脂濃度時，發現只有正常人腦細胞之中卵磷脂濃度的一半。

以精神病院而言，雖有許多醫院投與卵磷脂讓患者服用，但這種做法只要不是重症的精神病患，則藉由將卵磷脂當作天然的鎮靜劑的作用，便可期待完全的恢復。假使我們是正常人（自己這麼認爲），那何時會陷於自律神經失調症、或不導致歇斯底里、身心症、躁鬱症及失眠症，都沒有一定的範圍，且無法預知。

一點點的外在刺激、神經疲勞及壓力，或者因極度的過度勞累而致腦細胞之中卵磷脂濃度突然地減少，有時會引起神經障礙，鑽牛角尖而選擇「死亡」一途。神經質的人、易怒的人、悶悶不樂的人、虛張聲勢的人、過度認真的人、動不動自尊心就過高的人等等，正因爲產生神經障礙的機率很高，所以我認爲應注意經常地攝取充分的卵磷脂。

舊皮質的腦部，受到感情、情緒、意念、自律神經、無意識等動物性各功能的新皮質的指令所控制。

比方說，一旦由新皮質進入十項知識，細胞就會發揮十個的功能。此時，如果舊皮質也發揮十個的功能，那麼便可保持平衡。但是，在新皮質有五十個細胞發揮功能時，舊皮質一旦只運作十個細胞，舊皮質的使力就會超過且縮短。這是壓力的起因。也就是說，獲取豐富的知識時，必須讓此一使與這些知識相稱、平衡之動物性功能運作的舊皮質腦細胞，活潑地運作起來。

但是，現代社會因科學文明的極度發達而在使動物性功能的機會失利，以及由於加工食品的氾濫等因素，舊皮質的腦細胞產生退化現象，變成如生銹般的狀態，愈來愈不靈活。

這意味著，使現代人的神經障礙患者增大，出現一億個病人（日本總人口的半數）。因爲人類的身體功能完全是接受來自腦細胞的指令，所以可以認爲無論生病或健康都是由腦部所形成。

爲了刺激生銹、沈睡著的腦細胞，使其活性化，有必要充分地攝取腦細胞的食品——卵磷脂。

人類即使沒有水及食物，雖仍可維繫五天的生命，但被精密又複雜地組合起來的腦部，只是僅僅五分鐘停止空氣（氧氣的供給）的程度，腦部的功能就會停止，導致死亡。

成人的腦部每一小時輸入四十五公升之多的血液，藉由這些血液供給新鮮的氧氣。這是循環全身之血液的二〇%。

而且，其中所含有的氧氣量，也約有三公升之多。

相對於腦部必須每一小時有四十五公升之多的血液，車子充其量是每一小時消耗十公升汽油的程度。如由這一點來考量，就明瞭人類腦部的營養消耗是很驚人的事情。

因爲吃飯等時候，血液大量地被輸入消化器官一方，如果一邊吃飯一邊看報，血液就會被輸入消化器官及腦部兩方。

假若一邊走路一邊看書，同時又吃東西的話，由於血液必須輸送至三方，因此，給予各器官不利的影響自不待言。

腦細胞的構成成分之中，最重要的是磷脂質（卵磷脂），一旦給予人體此一物質，腦部的活力就會不斷地增大。腦部的活力若是增加了，則藉由自律神經的控制，呼吸器官、循環器官、消化器官、代謝器官、荷爾蒙的分泌等與維持生命有直接關係的器官，便正常地運作起來。

人類的身體具有渴望經常保持健康狀況正常的功能，這種作用稱爲「內環境穩定」（恒常性）。

爲了正常發揮腦部平日一般功能，需要有卵磷脂。

如果一缺乏卵磷脂，那就會招致腦部疲乏、精力減退、神經衰弱。

麻薩諸塞理工學院名譽博士史卡恰德博士（八十八歲）說過：

「我認爲，卵磷脂不足的人，愈是到了人生的後半期，愈會形成諸病的主要原因。」

據說，博士本身定期地食用卵磷脂，儘管是高齡者，記憶力仍很良好，神經反應保持正常。

紐約的傑伊姆茲達溫醫院的病例中，有一位即將三十四歲的家庭主婦，因交通事故而送來醫院，她是與關係良好的丈夫之間有三個孩子的健康女性，因事故而有了一百八十度的大轉變。她完全沒有意識，第十二天意識恢復過來時，已經變成另一個全然不同的女性。也就是說，完全地喪失記憶，無論丈夫或孩子任誰都無法辨識。

主治醫師拉夫·G·瓦爾頓醫學博士雖持續了二十一天普通的治療，但一知道完全沒有效果，就決心嘗試新的治療法。

雖說如此，但只不過每日適量給予病人，大豆之中含量豐富的顆粒卵磷脂的程度。

僅僅二週之後，恢復了記憶的她，回到自己家中。

瓦爾頓博士在美國健康雜誌《預防醫學》（一九八三年四月號）的訪問上，回答道：「事故之後過了三年，現在，她完全地恢復了，且過著幸福的生活。」

「如果未實施卵磷脂療法，那麼，她藉由一向以來的醫療而可以恢復健康的機會，就像找出掉落在舞廳地板上的隱形眼鏡一樣，非常渺茫。」

博士在《預防醫學》上如此叙述著。

卵磷脂是以維生素Ｂ群的膽鹼及肌醇爲其主要的構成要素。

就大豆以外的食品而言，蛋黃是傑出的卵磷脂來源，而神經傳達物質乙酶膽鹼也是卵磷脂的構成要素，它一缺少膽鹼就不會被合成。

也就是說，身體以膽鹼爲原料製造出乙酶膽鹼，但此一神經傳達物質發揮了什麼樣的功能呢？一說到這個問題，就可以回答是提高記憶力、學習力、集中力、思考力，同時，控制肌肉的動態，使心情高昂。

乙酶膽鹼一旦被順利地製造出來，以老人來說，就不會變得痴呆，而孩子則增加記憶力，提高學習力。

而且，無論是誰都會心情高昂，充滿著活力。乙酶膽鹼的缺乏是潛伏而暗地活動的，突然地襲擊中高年者，招致阿滋海默耳症，而以喪失記憶、混亂、糊塗爲特徵，對於此一老人性痴呆症的治療法，至今尚不存在。

雖有報告說，只要低量的卵磷脂便可使阿滋海默耳症患者的記憶恢復過來，但總而言之，爲了不招致如此的疾病，有必要事先攝取充分的卵磷脂。

（根據《新潮45》八月號「丸元淑生的特別健康狀況」一文）

膽鹼（卵磷脂）的權威俄亥俄州立大學的羅納德·梅爾威斯博士敘述如下：

「我們都知道，包括人類的所有的動物，隨著年齡的增長會不斷地喪失某種程度的記憶。

然而，我們藉由膽鹼或含有膽鹼的卵磷脂的營養補助，可使如此的隨年齡一起產生的變化停止下來，或者即使暫時無法停止下來，也能抑制至最小限度，不再惡化下去。」

以上所說並不是需要有多量的營養補助之意。一天僅二～三藥匙程度的顆粒卵磷脂就足夠了。

路易斯安那州立大學的林恩·雷卡博士說：

「大腦無法自行製造出膽鹼。因此，每天攝取適量的顆粒卵磷脂是很重要的。」

最近，對於增進卵磷脂之作業效率的應用，引起一般人的興趣，深入有關其作用機制及效果的研究而進行工作。

雖有關作用機制仍有不明之處，但波布約塔博士認爲：對於腦部的代謝，卵磷脂的磷酸成分也許給予了良好影響。再者，布洛可普博士及安克馬博士就運動員觀察卵磷脂的效果，認定卵磷脂具有延緩疲勞或使疲勞恢復的作用。

此時，因爲血糖值未輕易地降下，所以這可以解釋爲因利用卵磷脂防止低血糖狀態而產生的現象。

另外，艾爾達博士以飛機的駕駛員（四十二歲）爲對象，就各種飛行作業（高等飛行、高空飛行、長距離飛行）之中，服用卵磷脂的效果作檢查的結果，可以斷定卵磷脂具有恢復

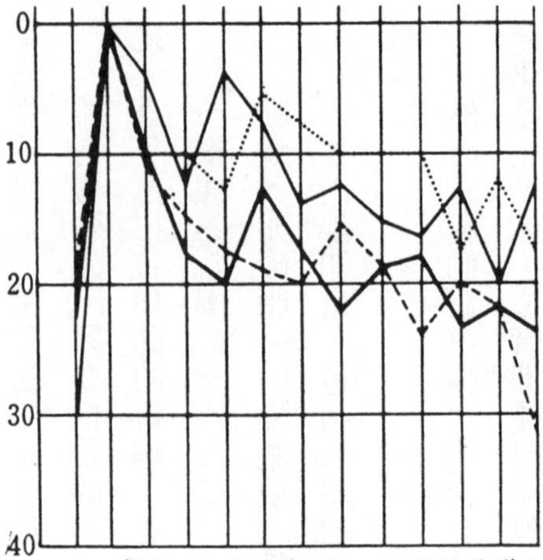

……對照……卵磷脂群——麥芽精華群
——卵磷脂＋麥芽精華群

圖15

表4　智商的分佈 $IQ=\frac{\text{精神年齡}}{\text{生活年齡}}\times 100$

分　類	智商指數(IQ)	出現率(%)
英才	140 以上	0.6%
優秀	120－139	9.9
正常(上)	110－119	16.0
正常(中)	90－109	47.0
正常(下)	80－89	16.0
中間兒	70－79	7.5
魯鈍	50－69	2.9
痴愚	25－49	0.1
白痴	24以下	

疲勞、使集中力增大的作用。

以下是由「不可思議的化合物卵磷脂」一文摘錄出來，分別對精神上有神經症狀的患者及正常這兩個小組投與卵磷脂，或是卵磷脂加維生素E(麥芽精華)的結果：

ⓐ對於精神科患者卵磷脂的臨床成績

就各種神經症狀的患者以六十人爲一組而實施實驗。

神經症狀的內容，是神經衰弱、神經障礙(主要是頭痛)、神經性失眠症、心因性抑鬱狀態、癲癇、多發性硬化症、單方麻痺、腦損傷等等。

不過，卵磷脂的投與量一天爲二·七公克(滿滿一大藥匙)。

〔效果〕

大部份的患者雖投訴説緊張力降低、有精神消耗、疲勞的感覺，但卵磷脂對於這些症狀，在作業效率及精神集中上，顯示出效果。比方説，某位外科醫學雖苦惱於神經衰弱的問題，但即使僅僅是在手術的餘暇攝取卵磷脂的程度，也能毫無障礙地進行長時間的手術，不會出差錯。尤其是連全部的癲癇患者（六人）也都顯著地增大活動力，顯示出疲勞消失了。

(b)在對於正常人進行隨機測驗之中卵磷脂的效果

隨機抽樣測驗是任意選擇一些數字，例如從5、7、4、3……之中選出5及7、7及4那樣，使數字加在一起，從一定時間的作業成績獲得關於此人的各種資料的測驗，對四十人實施此一測驗，調查卵磷脂的效果。

首先，在二十四分鐘的作業之後，停止二十分鐘，再進行第二次的作業。

前一頁的（表4）表示其結果。

通常，作業能力在第二次的作業開始之後不久顯示出極大值，以後便看起來逐漸地衰退。因此，一旦在休憩時間事先服用約四·五公克的卵磷脂，顯示出極大值之後的作業力的傾向，呈現出非常平緩的曲線。

從這些結果來看，我認爲保管著大量人命的飛機駕駛員及巴士、電車、計程車的司機們，無論爲了要維持精神上、肉體上的健康，或是從防止事故的角度來看，平素事先攝取卵磷脂都有充分的意義。

另外，爲了恢復因升學考試而引起的神經疲勞，以及增大精神集中力、思考力、記憶力、分析力、判斷力、洞察力，大大地活用卵磷脂的效能，提高效率及效果，不是也成爲重要的作戰策略之一嗎？

3　防止孩童偏差行為的「卵磷脂」

一九八三年六月三日，讀賣新聞的早報一版頭條新聞，刊載了如下的報導，我想知道的人也很多。

「校園暴力超過中學的一成（文部省初次調查）。

教師有一千七百一十五人被害。

缺課者達到二倍。」

進而，一九八三年十二月二十八日，讀賣新聞的一版上，刊載了一則「犯罪者的半數是孩童」的衝擊性新聞。

像這樣，一連串校園暴力的發生，並非日本的特異情形，在歐美，自十多年以前開始，便逐漸地形成社會問題。如此的現象，在歐美稱爲誇張行爲（Hyperactivity），意味著過度的行動，或是機能亢進、過度極端的行爲，這一點在爲現代人的營養學帶來革命的長期暢銷書《維生素聖經》的作者安爾·米狄博士前來日本，發表談話說「校園內暴力、家庭內暴力等少年偏差行爲的原因，在於飲食生活」時，成爲一時的話題，而此時成爲話題的，也是米狄博士所說過的名詞。

即使在美國，孩子們約二五%處於誇張行爲的狀態，而在低所得階層的孩子較多的學校班級，則約有五〇%處於誇張行爲的狀態。

在日本，此一問題非常普遍，如果變成新聞報導，那麼，任何人都會說：「啊！又來了！」卻未認真地掌握此一事態，瞭解問題的真正原因，這便是現狀。

中學生的校園暴力或少年少女的偏差行爲，如何使許多家庭陷入悲劇的泥沼呢？這一點從熱門話題書籍《積木崩塌》成爲令人驚奇的暢銷書來看，也能明瞭。

因此，站在大衆傳播媒體及醫學界的態度立場上，他們無法理解的是，有關這些誇張行爲的醫學上研究成果，爲何完全未被報導，此事使他們不得不抱持著極大的疑問。

雖然，一般認爲誇張行爲是因腦部在生化學上失去平衡而產生的結果，但其症候群的最初癥候，被認爲是集中力無法持續。

當然，在學校的學習變得趕不上同學，而相反地，行爲方面則異常地活潑、喧鬧、吵嚷，一刻也靜不下來。在歐美的醫學界，似乎是將誇張行爲形容爲包含了孩子的某種行爲類型在內，而使用此一名詞。

所謂的某種行爲類型，是指無法安靜、無事找碴、吵架鬧事，無法專注於事情、坐立不安，情緒很容易就激昂起來、變得有暴力傾向、動不動就愛憤怒，聽不進勸告、變得無法控制自己本身，强迫別人，精神渙散、心不在焉，毫不在乎地乘坐没有刹車的車子，對於危險没有恐懼心，出現魯莽的行爲，不顧前後、不計後果，在本能上無法結交朋友等等。

目前，在日本成爲問題的，有偏差行爲的少年，及有暴力傾向之少年的行爲，的確是可以稱爲誇張行爲。

多數的孩子們所產生的異常行爲，被指摘是超出精神科、兒童心理學、教育心理學、教育制度的範圍的問題。使「許多研究與現代的加工食品有密切關係」一事明確化的開端，大約始於一九七五年起。

因加工食品而來的砂糖（尤其是白砂糖）的攝取過量，以及人工色素（尤其是紅色）、保存劑、防腐劑、漂白劑、人工甘味料等食品添加物，是誇張行爲的原因之一。——曾爲小兒科、過敏症專科醫師，已故的醫學博士貝賈密·費高爾德指出這一點，並發表論文。

關於此事，雖先前的安爾·米狄博士也指出同樣的論點，但總而言之，摻入這些食品添加物的藥物，會妨礙、破壞腦細胞所必要的維生素及礦物質的吸收。

然而，現代的加工食品之中，維生素及礦物質的成分非常少，並且，因空氣或水源的污染而致身體的功能減退，日光的紫外線被遮蔽，人體無法形成維生素D。

維生素若缺乏、不足，則鈣質的順利吸收便無法進行，產生如此的惡性循環。加工食品之中，尤其成爲問題的速食品、零食點心、糖果等等。這些食品之中所加入的水楊酸，非但會破壞其他的必要營養分，而且缺乏了神經傳達物質二羥基苯基丙氨酸（DOPA），招致低血糖狀態。

由於藉由大量地攝取砂糖，調整血液之中的糖分，來自胰臟的胰島素因此而被分泌出來。然而，因爲是非常大量地被分泌出來，所以暫時陷入低血糖狀態。如此一來，便形成重複著更需要糖分、變得難以忍受，進而大量攝取糖分的惡性循環，以致不可自拔。

美國布利哈姆‧耶古大學的馬克甘帕醫學博士，以十三名有誇張行爲的孩子爲對象，藉由根據「雙重盲檢法」而來的實驗，確認乙酶基水楊酸鹽及乙醇爲七〇％以上的高比率，且引起誇張行爲反應。

連砂糖也高比率且引起反應，巴克甘帕至此將有關二羥基苯基丙氨酸的問題公諸於世。二羥基苯基丙氨酸是由副腎所形成的神經傳達物質。

所謂的神經傳達物質，是指興奮時由神經細胞的突起被釋放出來，刺激、控制其他末端神經的興奮度的化學物質而言。除了二羥基苯基丙氨酸之外，雖也有血清素、去甲腎上腺素（降腎上腺素）、乙酶膽鹼（卵磷脂）等等，但得以保持其微妙的均衡，腦部及神經的功能便得以維持正常。

最近，神經傳達物質的研究有所進展，人們不斷地瞭解這種物質是左右健康的重要物質。神經傳達物質一旦不存在，腦部的指令便無法正確地傳達至全身。

另外，乙醯膽鹼（卵磷脂）這種傳達物質一旦不足，記憶力就會減退、集中力欠缺、學習力也不斷地降低。

在這個時候，一旦無法學習讀書，則無論如何生氣也完全無濟於事，非得充分補給腦細胞所必要的乙醯膽鹼（卵磷脂）不可。

因爲卵磷脂是大豆及蛋類之中含量很多的維生素（維生素B群、E、F、K、P），所以將這種維生素當作食物而給予孩子，是母親的責任；未給予孩子這種維生素，是母親的失職。

以下是從三石巖先生的《百萬維生素健康法》之中摘錄出來的故事：據說，三石先生府上，來了一位母親帶著自閉症的小學一年級兒子，煩惱於三天之後即將面臨的母姊會，不知該怎麼辦？

那個男孩，冷不防地跑出客廳，敲打鋼琴，到處跑來跑去，但除此之外就一直保持沈默。母親正煩惱於其子在教室坐立不安、注意力不集中一事。因此，三石先生指示那位母親讓孩子食用卵磷脂。僅以如此方法，那個孩子便完全地安靜下來，使母親放下心底的石頭，大鬆一口氣。

可是，本章的開頭所記叙的校園暴力，雖說是以大阪府爲中心的西日本地區較多見，但我認爲，這種現象也與飲食生活大有關係。原因是，因爲相較於來自關東的北方人，一般而言喜食納豆，來自關西的西方人，似乎不太吃納豆。

因爲納豆是含有卵磷脂的大豆食品，所以我想各位應可充分地瞭解差異所在。

事實上，我住在美國的家人幾乎每天早上都食用納豆。其方法是在大豆之中按照家人的人數加入含有豐富的卵磷脂成分的蛋，進而，加入卵磷脂成分很豐富的小魚（沙丁魚），而且切碎蔥段，撒滿碎海苔屑，放入搗碎、加鹹的梅子而食用。由於這實在是美味的食用方式，所以我一定要推薦給各位。

在班上是最矮小的缺點，卻在田徑上連賽跑都拿第一，如此厲害的孩子們，真是令人刮目相看。

一攝取卵磷脂，小腦就被活性化，運動神經不斷地發達。肌肉組織很結實，不會長出無用的脂肪及贅肉，肌力不斷地發達。因爲討厭運動的孩子，細胞線粒體膜的卵磷脂不足，所以一開始食用卵磷脂，就會立刻喜好運動。線粒體膜的卵磷脂，成爲能量的泉源。

大阪著名的某一私立幼稚園，有五百名之多的幼兒，園方指示母親們對孩子的飲食生活徹底地改善，同時也改善園裏的伙食、連點心都開始攝取補給鈣質小魚食物。

現代的青少年一跌倒就立刻受傷、骨折，肥胖兒童居多，在此情形之下，只有這所幼稚園，藉由飲食生活的改善，使肥胖幼兒幾乎絕跡，連骨折及受傷也沒有了——園長得意地說著。

去年即將進入暑假之前這家幼稚園邀請我，在園內二百名幼童的母親們面前，舉辦卵磷脂的健康演講會。熱心地聆聽我的演講的母親們，爲了開發孩子的腦力、防止偏差行爲，並且爲了保持自己的健康，許多人求得卵磷脂而歸。

即使是討厭納豆的關西人，此一卵磷脂也似乎合乎了口味。

若根據一九八四年一月五日每日新聞，則美國的小學、中學每月有千人之多的老師，曾遭到孩子們的暴力侵害，據說，在給白宮的報告書「教室的混亂——美國教育的大敵」之中，報告了此一駭人聽聞的消息。

即使是美國學生處於誇張行爲狀態的學校之中，愈是低所得者階層其比率愈高，但很顯然地，這種現象的原因在於他們的飲食生活。也就是說，愈是低所得者階層，愈是因經濟因素而多吃便宜的動物性飲食，一邊快餐、小吃、速食、絞肉製的漢堡，一邊喝可樂，如此的飲食生活，破壞了營養的均衡。

在美國經常可以發現的景象是，早上一邊步行上學一邊吃著簡易食品、喝著大罐可樂的中學生比比皆是。

美國的貝賈密·F·費高爾德博士，雖是小兒科及過敏性專科醫師，但一九七〇年之初發表報告說，被「巨大的蕁麻疹」之病魔所纏身的四十歲女性，應使其斷絕包含水楊酸鹽、合成人工色素、香料的一切食物及醫藥品，使其完全地痊癒。與此同時，患者需請醫師診治程度的歇斯底里症狀及充滿了敵意的行爲，全都消失無蹤，據說受惠者不勝其數。

此事成爲一大契機，他發現當時開始出現的沒有集中力、脫離常軌的粗暴孩子，亦即有誇張行爲孩子的增加，竟然與他所請求患者禁止食用化學物質的擴大使用同時發生，愈是擴大使用這些化學物質，行爲偏差的孩子就愈多，而採用了斷絕那個孩子一切的食品添加物及水楊酸鹽（蘋果、杏、蕃茄、黃瓜、桃等蔬果都含有）的飲食（K·P飲食），作爲治療法。

結果，報告上說，半數的孩子已恢復正常，或是可以採取接近正常的行爲。之後實際證明了，費高爾德博士飲食療法的實績累積成可觀的數字，目前，更證實接近五〇％之數的誇張行爲，顯現出反應在此一飲食療法。

美國的孩子一週平均攝取一公斤的砂糖。

然而，美國人每一人在一年之內飲用四二加侖（約一百六十公升）的清涼飲料（無酒精的軟性飲料），據說，直至一九九〇年爲止，將可能達到五十加侖。通常若單單作爲飲料水而飲用的水量，則每一人一年約六十加侖左右，因此，我在想各位是否瞭解自己飲用了如此龐大的清涼飲料水。

接著，成爲問題點的是咖啡因。

咖啡因具有提高胰島素的生產，使血糖值降低至正常值以下的作用。也就是說，比起飲用攙入砂糖及咖啡因的飲料之前，血糖值更爲下降。

爲此，焦慮不安、無精打采等症狀便呈現出來。

有鑑於此，爲了從禁止飲用的「禁令」逃避出來，開始更爲想要這種飲料。

在咖啡時間攝取咖啡、甜甜圈或蛋糕等等，血糖值雖暫時立刻上升，但又立刻急遽下降。這種現象，稱爲所謂的「滑行火車症候群」。

這種症狀，一天重複好幾次。由砂糖及白小麥所製成的零食點心之類的精製碳水化合物，由於爲了自身的代謝而需要有維生素B群，所以對維生素B_1（硫胺）特別缺乏的人而言，維生素B_1的潛在性缺乏症，會導致焦慮不安、神經過敏、使失眠症惡化，形成惡性循環。

美國有二百萬以上之多的行爲偏差孩子，即使請醫師診治誇張行爲，由於關於患者之營養與飲食生活的相關關係，其醫師一無所知，因此，開出安非他命、咖啡因等處方。

由於這些處方是覺醒劑或興奮劑，也許會被認爲很可疑，但對於有誇張行爲的孩子，反而具有鎮靜作用。不過，正因爲這種方法只是治療問題行爲的癥兆而已，所以不能成爲根本上的治療。如果有偏差行爲的孩子，能改善只吃簡易食品、便利食品的飲食生活，便可看出恢復了鎮靜，因此，完全不必給予患者副作用强烈的藥物。

當然，並非只有水楊酸才是誇張行爲的原因，而是有著更爲複合性的要素，絕不僅止於一個要素。

卵磷脂不足或懷孕期中的營養不良，也成爲誇張行爲的原因之一。而且，患者的共通點是他們都喜好甜食、身體肥胖，且其中抽大麻或抽菸的人，也不在少數。

甜食在某種意義上，即使說是糖漿也不爲過。例如可樂及果汁，便是白砂糖的糖漿。雖然明知白砂糖如何不利於身體的理論，但幾乎沒有一人仔細去瞭解其實質內容。

安雷克斯·卡利爾早在四十年之前已在《人類——這個未知的東西》一書之中警告說：食物一旦過於精製，就會形成引起精神障礙的原因。

雖「精製」一詞，聽起來很不錯，但因爲這種製造食物的方法，總是去除原本所含有的有效成分，所以特別喜好表面上看起來很好的營養缺乏食物、營養缺陷食物，並且攝取這些食物。

若根據前大阪大學醫學系的片瀨教授的動物實驗，則長期交給雌性家畜多量白砂糖的結果，便引起鈣質的缺乏。而且，教授在報告上說，當讓此一雌性家畜與健康的雄性家畜交配數次，產生小家畜時，腦水腫及畸型的後代也不斷地增多了。

另外，英國的營養學家T·尤德金說：「砂糖是萬病之源，國家應以法律加以禁用。」

儘管如此，白砂糖仍在嘴巴及胃部的黏膜上引起障礙，被消化、吸收，進入血液之中破壞身體細胞的構造及組織，使腸內壁的功能降低，甚至發展爲弛緩性便秘、腸麻痺，精神上的神經疾病、精神疾病、自閉症、憂鬱症、拒絕上學、偏差行爲。

還有，由於白砂糖改變我們的身體爲酸性體質，因此變得容易疲勞，缺乏人類運動或頭腦活動所必須的營養素鈣、鈉、鉀、鎂等等，如下的症狀不斷地顯著起來。

◎變得容易感冒。
◎變得容易咳嗽。
◎手腳冰冷起來。
◎扁桃腺變弱。
◎有氣喘的傾向。
◎皮膚失去光澤，不斷地長出皺紋。
◎變得容易形成香港腳。
◎變得容易長出腫疱。
◎變得受傷不易痊癒。
◎變得容易疲勞。

◎一上電車就立刻睡著。
◎皮下脂肪不斷地增長。
◎運動神經變得遲鈍。
◎記憶力及思考力不斷地衰退。
◎變得容易生出蛀牙。
◎變得容易焦慮不安。

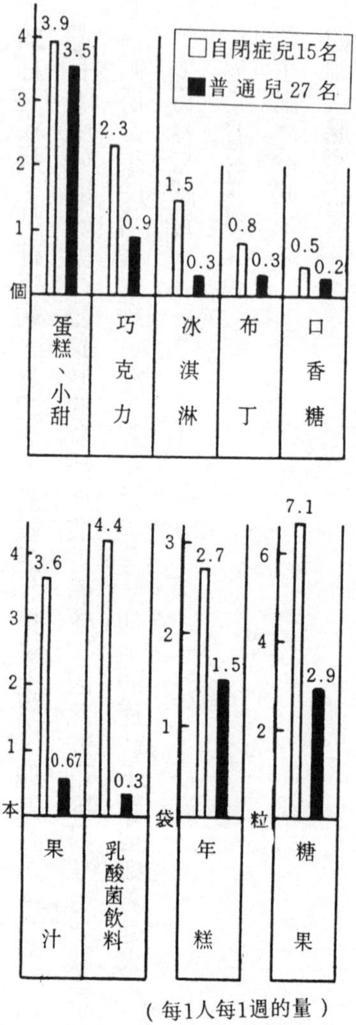

圖16　點心的攝取量

◎早上無法起床。

儘管如此，爲了不攝取白砂糖，創造健康的身體及健全的頭腦所必要且不可或缺的條件，是必須重新認識充分攝取構成腦細胞的基礎物質＝磷脂質（卵磷脂）一事，無論是爲了防止偏差行爲及開發腦力上，或是爲了維持生命上，都有絕對必要的。

4　生出頭腦良好、健康的小寶寶的「卵磷脂」

你認爲子宮裡的小寶寶會知道回應父母的說話聲音嗎？

你認爲在子宮之中讓小寶寶聆聽音樂，會成爲其情操教育嗎？

如果子宮裡有小寶寶，母親卻擔憂及煩惱之事不間斷的話，那麼，你覺得生下來的小寶寶會變成行爲乖張的孩子嗎？

——這是目前於美國成爲話題的《出生之前的嬰兒被隱密的生活》一書中所出現的問題。

其答案，全都是「ＹＥＳ」。

然而同時，比這些更必要的是充分攝取必須的營養素，藉此而幫母親生育身心健全的小寶寶，「胎教」固然重要，充足的營養素卻更加重要。

有人說「母親是大地」，母親的愛、深度、寬度、溫柔等等，與大地實在非常相似。在豐饒的土壤及先天上有利的氣候條件下，農作物就會豐收，同樣地，被處於良好環境的母親生下來的小寶寶，因爲營養充足，所以應該是健康而聰慧的。

美國一本具權威性的健康雜誌《預防醫學》在說明卵磷脂的有效性上，有一則著名的故事，根據這篇故事的敘述，小寶寶陷入呼吸困難，乃因缺乏卵磷脂而引起的症狀。

醫學家們就剛出生的小寶寶即引起呼吸困難，陷於危險境地的案例，以及做出完整的反射運動及正常呼吸活動的小寶寶，兩者的不同，進行一連串的研究。

結果，這兩者的差異很明顯是視小寶寶肺臟內層的卵磷脂（磷脂質）的含有量而定。如果小寶寶存在著比較多的卵磷脂，那麼，陷入呼吸困難狀態之類的情形便幾乎不會發生。

另外也有報告指出，卵磷脂非常少的時候，小寶寶保住一命的機會就很少。

此事是由英國有力的醫學雜誌『刺血針』之中，由威爾斯國立醫科大學的醫學博士

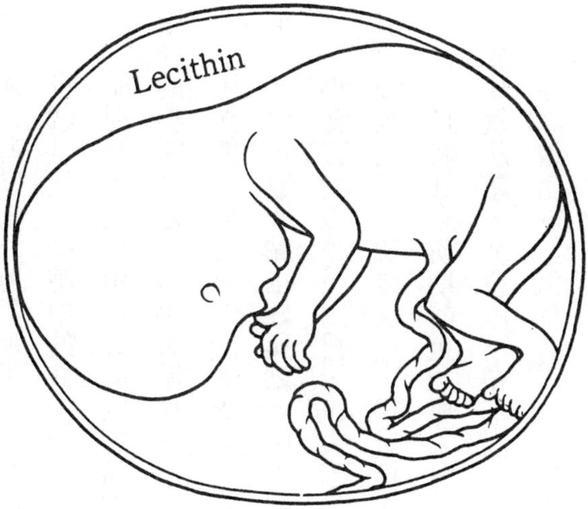

圖17　羊水及卵磷脂

S·G·巴庫瓦納尼及其醫學小組詳加敘述。

也就是說，有可能預知出生的小寶寶是否有著充足的卵磷脂？或者，是否在不充足的狀態之下出生？

這是將母親的胎內包圍著胎兒的羊水抽出一滴，分析此滴羊水，檢查卵磷脂含量的方法。

知曉了羊水裡卵磷脂含量的主治醫師，可以在產婦提早進行陣痛時，充分地預知胎兒將會陷入如何危險的狀態。

我認爲，即將當母親的人，有必要注意攝取比普通時候更能取得均衡的營養，尤其是與維生素及礦物質一起攝取充足的卵磷脂。

如前所述，卵磷脂的作用，是司掌位於我

們身體內部，所有細胞膜內組織裡營養分的吸收，以及不必要物質、有害物質的排泄功能，而這些功能正好與胎兒、胎盤的關係非常相似。

也就是說，細胞中的核構成胎兒的胎盤，有如細胞膜一般的東西。

胎兒在胎內藉由良好的狀態而進行呼吸，吸取營養，並將不必要物質及有害物質排出胎外的功能，是因包圍著胎兒的羊水及胎盤的功能而產生的。

胎兒能否在健康的狀態之下出生，當視胎盤及羊水之中，是否含有充足的卵磷脂而定，因此，這一點正好與細胞膜內組織，卵磷脂的功能完全相同。

小寶寶發生呼吸困難，也表示呈缺氧狀態之意，細胞的生存及增殖困難，爲此，成爲引起細胞壞死及功能衰退，誘發疾病的原因。

一旦將妊娠初期的兔子放入實驗用的箱子，一點一點地抽取這個箱子裡的空氣，使其處於缺氧狀態，就會產下畸形的小兔子——曾經有某項實驗資料顯示出此一結果。

在高地由於空氣稀薄（缺乏氧氣），因此容易產生畸形兒，或者，生息於受到污染已呈缺氧狀態的河流及海洋的魚貝類，畸形及癌症的比率增多，也是理所當然的。

即使不至於畸形的程度，在缺氧狀態之下出生的孩子仍會變成精神衰弱兒，或是身體殘障兒，這種例子實在很多，因此，懷孕之中的準媽媽，不要怠忽攝取充足的卵磷脂及維生素。

一九八三年五月五日的朝日新聞上，刊登了題爲「給予嬰兒維生素K」的報導。

這是厚生省有關「維生素K缺乏性出血症」的研究班（代表爲東邦大學醫學系教授，山健太郎）所歸納出的研究結果。

這份報導指出，由於在血液凝固上發揮作用的維生素K不足的關係，出生不久的哺乳期幼兒會因腦內出血等症狀而出血不止。如果發現太遲了，就會有死亡、導致後遺症的危險。這種疾病集中於出生約一～二個月的嬰兒的四分之三，其中八成除了引起腦內出血、噁心欲吐、痙攣之外，有時也會有從注射痕跡流出血來，且出血不止的情形。

這種症狀藉由投與維生素K的果汁（糖漿）便會有效，但一般認爲，如果母親連這個也從懷孕起就充分攝取卵磷脂，那麼藉由其中所含有的維生素K的作用，不是便可避免如此的擔心了嗎？

事實上，幾乎所有從懷孕以前就持續食用卵磷脂的母親，以及所生產的小寶寶，都是不知疾病爲何物的健康體，我非常清楚這一點，也知道許多例子。

表5　孩童智商的提高是自懷孕中即開始

（有攝取維生素、礦物質的母親）		（未攝取維生素、礦物質的母親）
(B_1 2mg　B_2 4mg / B_3 20mg　鐵 15mg)		（沒　　有）
4歲兒童的 IQ（智　商）	101.7	93.6
被檢查者的人數	91人	98人

表6　維生素 B 群使頭腦良好

持續一年（從9歲至19歲爲對象）

	沒有	B_1攝取
記憶力（數目與文字）…………………	100	175
智能………………………………………	100	215
反應力……………………………………	100	120
關心度（興趣）…………………………	100	530

表7

從特別攝取維生素 B 群的母親所出生的	從未特別攝取維生素 B 群的母親所出生的
4歲兒童的 IQ　101.7	4歲兒童的 IQ　93.6
其差異　8.1	

（根據 E·查拉斯基的資料）

並非事情發生之後才焦急，驚慌失措地應付處理，而是不忘記將卵磷脂當作事情發生之前的「未雨綢繆之計」，以防止悲劇的發生。

動物在生產孩子之後，會吃掉被稱爲「後產」的胎盤，我想或許也有人知道此事吧，但這是爲了補給因生產而失去的體內卵磷脂（排至體外）的大自然樣貌，是一種常理。

以人類的情形而言，並不能以不同於動物的知性及理性的作用，做到如此神奇的事情，再者，也沒有這個必要。但取而代之的是，我們有許多時候一旦產後不先迅速地補給充分的卵磷脂，就會引起各種障礙。

舉例來說，母乳的分泌變差，子宮的收縮及母體的恢復情形遲緩，所謂產後復元情形不佳，體力仍未恢復，頭髮脫落，牙齒變差，導致便秘及痔瘡，或者，臉上出現雀斑，引起因產後壓力所致的神經障礙，誘發歇斯底里或神經官能症的情形變多了。

因爲產後的壓力而致罹患憂鬱症的病例不勝枚舉，我認爲不可以忘了這一點。

在形成胎兒的過程及產後，特別必須充足的卵磷脂，我們必須重新認識這一點。

大腦生理學的常識告訴我們，胎兒的腦細胞在母親的胎內就已完成七〇％，直到出生之後滿三歲的生日來臨爲止，剩下的三〇％才完成。

懷孕是在預期之中的人（希望生孩子），只要懷孕中的母親及出生的孩子，攝取了充分的磷脂質（卵磷脂），卵細胞就會很充實。如果未攝取磷脂質（卵磷脂），攝取多量的粗劣的脂質，這些脂質就會進入腦漿之中，而每一個腦細胞便由粗劣的材料所組成。然而，只要攝取充分的磷脂質，即使萬一不小心攝入劣質的脂質，也會藉由良質的磷脂質的代謝功能而被分解，不必要的物質即被排泄出來。

尤其是形成腦部的早期發達時期，充分磷脂質是有必要的。

此一時期，一旦怠忽磷脂質的補給，覆蓋自神經細胞發出的神經纖維的髓鞘，就會變得營養失調，頭腦的功能不斷地減退。因此，認定只有利用學習、讀書的知性訓練，才是使頭腦變佳的唯一方法，是不可挽救的錯誤。

以人類的情形而言，自胎兒期的三個月左右起至出生之後六個月左右的期間，腦細胞急劇地發達著。

雖從出生之後六個月開始腦部的發達比較緩和，但自一歲六個月起至二歲左右止這一段期間，卻描繪出相當明顯的成長曲線，持續不斷地成長著。

況且，一般認爲腦部的九成是在四歲左右完成的。對腦細胞而言，最需要補給營養的正是此一時期。如此一時期的營養補給不充足，就很有可能導致一輩子都會後悔萬分的悲劇。

名爲弗利修的營養學者說道：「無法挽救的智能障礙，因出生之後直到六個月爲止的營養不足而引起的可能性很强。其次重要的時期是出生後至一歲三個月以前。嬰幼兒期所產生的腦部障礙，一到六歲以後，無論如何實施適當的營養改善，要使其恢復正常並不容易。」

以下介紹由「應該驚訝的健腦食品」摘錄出一部份外國調查報告。

◎當實施南非自出生十個月起至三歲止，嬰幼兒的營養調查時，低營養群組的孩子一方IQ（智商）較低，連頭部也較小。即使是十年之後，也無法獲得改善。

◎當調查印尼的低社會階層五～十一歲的低營養兒童的IQ時，可以發現伴隨了維生素A缺乏症的營養不良兒童，顯示出最低的IQ。

◎當將三十七個因熱帶、亞熱帶的嬰幼兒經常會產生的營養方面疾病「紅孩症」（因動物性蛋白質、維生素B複合體、維生素A、各種礦物質的不足而引起的皮膚疾病）而住院之孩子的案例，與相同人數的對照群孩子作比較時，患有疾病的調查對象孩子的IQ是六八·五，對照群孩子爲八一·五，一樣還是低營養兒的智能較差。

在美國，已出生的嬰兒之中，每十三人即有一人是早產或體重太輕，或是兩者兼具的未成熟兒。

而且，實際上新生兒的死亡率的七〇%是體重較輕的嬰兒所獨佔。

因爲，在出生的同時，嬰兒雖必須開始呼吸、代謝、排泄、調節體溫等生命活動，但過小的嬰兒、過於未成熟的嬰兒，無法迅速且充分地使其功能發揮作用，所以並不能展開生命活動。

縱令藉由醫療技術的力量而生命受到保護，後代子孫在健康上或生活於社會上，仍會抱持各種各樣的問題。

因此，在美國，醫學界爲了不生出未成熟兒或早產兒，進行著給予母親的啓蒙教育，而在疫學研究上，則將如下的事實明確化：

◉十六歲以下的母親。
◉以前也曾生產過體重很輕的嬰兒的母親。
◉罹患慢性疾病的母親。

●未充分地攝取營養的母親。

●吸菸的母親。

●酒精中毒或麻藥中毒的母親。

●對懷孕未採取原則性關注的母親。

●擁有某種遺傳性障礙的母親。

母親的年齡是決定嬰兒壽命的重要因素，在十六歲以下生產的時候，嬰兒是未成熟兒的比率變得非常地高。而且，嬰兒的死亡率也很高。

即使月經開始了，也不意味著生殖器官已成熟了，一旦在此一階段懷孕，由於强烈壓力的關係，胎兒甚至無法一直支撐至充分成熟的地步，而變成早產兒或死胎。

況且，幾乎所有母親，在青春期並未攝取均衡的飲食，是因爲未具極有規律的懷孕知識及關注的傾向之故。

抱持著慢性病，亦即毒血症、高血壓、糖尿病、腎臟病、呼吸器官疾病、先天性心臟病等疾病的準媽媽所生產的嬰兒，也一樣會成爲未成熟兒、早產兒，這一點已被闡明，人所共知。

在美國，一般認爲，已懷孕女性二〇％具有一項或超過一項以上健康上的問題，爲此，招致胎兒生命暴露於危險之類懷孕上的障礙。

因此，比任何事都來得重要的是，母親準備懷孕時，最要緊的應先使自己本身的身體健康。

雖一般認爲「生下來時小小的，慢慢地就愈養愈大」，但這是指適齡生育的婦女不致於運動不足，産下「狀況健康且身體結實的健康小寶寶」而言，並不適用於不是很健康的母親身上。

香菸給予胎兒的害處，是任何人都知道的事情。

嗜菸者且吸菸時深深吸入煙的準媽媽，相較於不吸菸的準媽媽，平均而言，已知生産體重很輕之嬰兒的機會高多了。

嬰兒成爲未成熟兒的原因之一，是由於吸菸者的準媽媽的血液裡，一氧化碳的量變多，引致嬰兒成長發育所必要的氧氣被剝奪，乃一極爲嚴重的障礙。

最近，日本相對於男性戒菸者的增加，女性的吸菸者反而增加，可說實爲令人困惑的現象。然而，以戒菸者及吸菸者而言，兩者肺部表面的卵磷脂含量是七比一。

戒菸雖是最值得期待的事情，但無論如何都無法戒菸的人，有必要儘可能地攝取多一點卵磷脂，潤澤肺部的表面，努力於淨化血液。

除了胎兒之外，關於有嬰兒及幼兒的家庭中父母都吸菸時，所帶給孩子們的害處，厚生省有如下的調查：

在吸菸者的家庭中，有呼吸器官系統症狀的孩子很多，喉嚨及胸部隆隆作響至最大極限的孩子，更引人注目。隨時待在孩子身旁的母親有吸菸的習慣時，遠比父親吸菸有害。此事，厚生省國立公衆衛生院，嬰幼兒衛生室長高野先生警告說：「連抱怨也不會說，無法拒絕二手菸的幼兒身體會受到菸害……」

然後他指出，由於幼兒的呼吸器官黏膜是很敏感的，因此受到香菸的影響，進展爲嚴重疾病的可能性極高，一到了學童期，倣效父母吸菸的孩子也增多，連在教育上的品行、學業也低劣了。

日本十三～十九歲的少女生產率雖仍很低，但在美國，相對於二十歲以上的少女生產率降低了，十三歲～十九歲少女的生產率卻有增加的傾向，爲此，未成熟兒增加，新生兒的死亡率也提高了，形成平均壽命降低的原因。相反地，日本之所以平均壽命高居世界的

表8　母親攝取維生素類的時候，所生下來的孩子的IQ（智商）
（於4歲時對189人作的測試實驗）

（IQ）	（維生素 B_1　2mg，B_2　4mg　B_3　20mg，鐵　15mg）	（沒　有）
66		1
69		1
72		1
75	1	3
78	1	4
81	4	4
84	2	10
87	8	11
90	4	平均值　6
93	8	……15…… 93.6
96	7	6
99	15	18
	平均值………… 101.7	
102	8	4
105	10	8
108	2	1
111	10	3
114	2	1
117	1	1
120	1	
123	3	
126	1	
129	2	
150	1	
91（人）		98（人）
（智商）平均 IQ　101.7		93.6

（根據 E‧查拉斯基的資料）

第一位，嬰兒的死亡率很少正是其原因。

美國十多歲少女生產率的增加，正好可以顯示著存有人種問題及移民問題的美國社會的複雜背景。

嬰兒出生時，呼吸系統是否發育至能正常地發揮功能的程度，是決定生死的必須條件。

然而，未成熟兒大多數的情形都有呼吸困難症候群（RDS）。現代醫學雖利用特殊的技術挽救這種嬰兒，但並不表示問題已全都解決了。

美國國立幼兒健康及人類成長研究所（NICHD）的研究者們，由從事於如何做才能改善呼吸困難症候群的問題，而證實清點之事，乃在呼吸無法順利之未成熟的肺部上，缺乏給予其表面的脂肪性物質（卵磷脂）這一點。

如果肺部有充分的脂肪性物質，就能使肺部表面有濕潤之氣，讓氧氣的吸入容易進行。

由於有呼吸困難症候群的嬰兒是因卵磷脂而致呼吸困難，因此也意味著全身的組織無法輸送充分的氧氣。

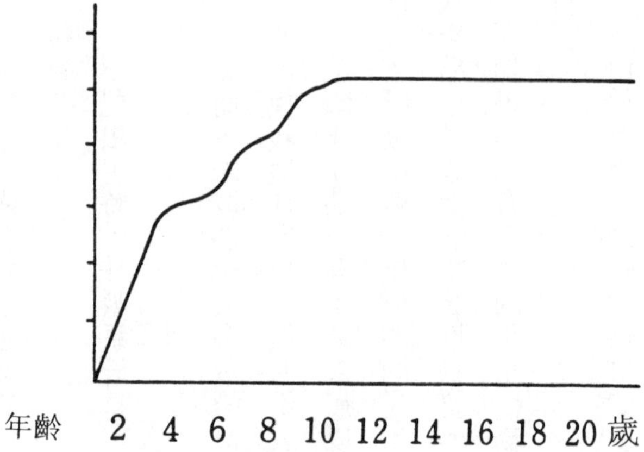

圖18 腦部的發育

0歲教育的秘密（根據七田真所著的書籍）

一般認爲，懷孕二～三個月左右，頭腦的好壞已決定了。所謂的二、三個月，是指幾乎所有的人發現或未發現懷孕的時期，只要不是計劃性的生育，當覺得「也許懷孕了」時，都已是懷孕三個月了，這種情形似乎是一般的情形。如果希望生育頭腦良好、身體健康的嬰兒，那麼，自懷孕之前起就必須注意有計劃地攝取充分的維生素及礦物質，採取能取得均衡的飲食生活，從事適度的運動，重視健康管理。

一般雖認爲「再教育比教育更困難」，即使有關腦部的形成，可說亦復如此，一開始就先天不良，後天如何彌補，也是無濟於事。

所謂的「改造腦細胞」，比從頭製造更困

表9　維生素 B_1（2mg/天）帶給孩子的頭腦學習力的效果（9～19歲）

	沒有 B_1	投與 B_1（一年）
• 記憶力（辭彙及數目）	100	175
• 反應的速度	100	120
• 智能的發展	100	215
• 對事物的興趣、關心度	100	530

⊙孩子的學習力因喜好（好奇心）而更爲提昇。諾貝爾獎得主萊納斯·鮑里古博士除了維生素 B_1 之外，推薦維生素 C、E、B_3、鈣、鎂、鉀、色氨酸等使頭腦變佳的營養素（根據營養療法入門及其實際一書）

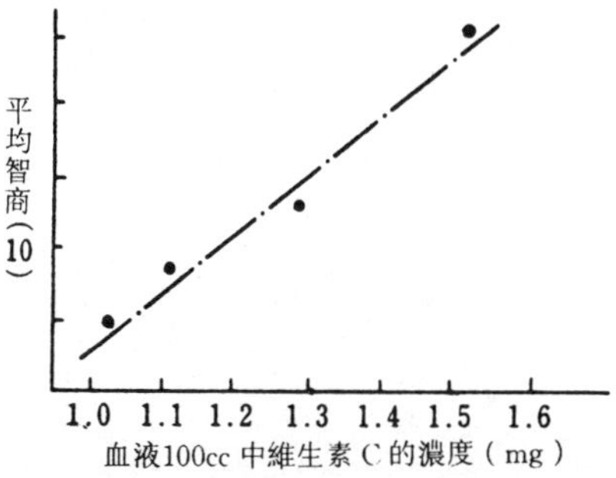

圖19　一攝取維生素 C 智商就提高

⊙維生素 C 使孩子的學習力成長。
（根據萊納斯·鮑里古博士的研究）

⊙維生素 C 在腦部的形成上是重要的維生素，應該自幼兒、嬰兒時期起即投與。用量爲50～100毫克/天。在美國已固定此一用量。另外，由於因壓力而使血液中的維生素 C 的濃度明顯地減少，因此，參加考試或讀書時，也推薦使用維生素 C。
（根據營養療法入門及其實際一書）

難。因此，即將當母親的人不消說必須自懷孕之前起，即以磷脂質爲首，充分地攝取維生素及礦物質。

第四章

現代病以藥物或注射是治癒不了的

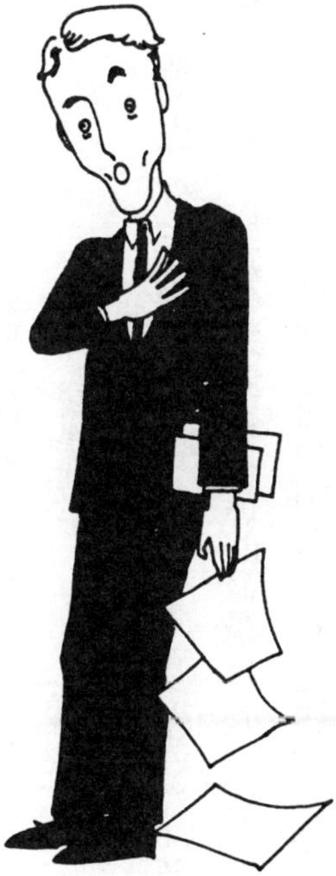

〈現代病的五項要因及對策〉

「在許多的先進國家，現代病正急速地擴散、蔓延著，要治癒這些疾病，利用一向的醫學是全無作用的，欲克服這些疾病，不外乎是憑藉新醫學的一種分子矯正學。維護健康並非仰賴別人即可，而是必須自己去獲得知識，躬親實踐。」

威斯特敏斯塔醫科大學校長
醫學博士　雷思·戴斯麥特

一九六八年，萊納斯·波林古博士創造了「分子矯正醫學」（細胞營養療法）的新名詞，主張憑藉營養而達成細胞的正常化，或是，以強化細胞爲目標的醫學。認同此事，使美國參議院議員喬治·馬庫甘巴擔任會長的「參議院營養問題特別委員會」開始運作，對以心臟病爲首、名爲史上空前現代病（成人病）的致命之疾，已著手進行應對措施。

在此一委員會，投下歷經一年的歲月及龐大的預算，世界各國能幹的醫學家、營養學家、生化學家全都總動員，從各個角度進行研究、調查的結果，發表了長達五千頁之多的龐大報告，掀起全世界衝擊性的影響。

一九八三年八月十四日，日本的三大報紙讀賣新聞、每日新聞、朝日新聞，每一份都作爲第一版頭條新聞而加以刊載著，「每八個日本人即一人有疾病」這項震撼性的消息。

這一點，由厚生省所歸納的一九八二年度「國民健康調查」加以證實，已成明確的事實。然而，從一九五五年至一九八二年的二十七年之間，致病率只有追尋著增加一途，絕無衰減的跡象。

若以一九五五年來說，也是恰好隨著日本的經濟復甦，能預見今日繁榮景象的感覺初次來臨的時期。

雖這些經濟的成長，意味著其基礎在於日本的科學及化學技術的提昇，但這種成長是，隨著化學文明的發展，「飲食革命」正以加工食品群（冷凍食品、速食品、簡便食品等等）的型態不斷地進行著幾已氾濫成災。由世界公認最理想的日本傳統飲食生活（食用米、味噌、納豆、豆腐、魚、蔬菜），轉變成以動物性蛋白質及脂肪爲中心的歐美型飲食生活。況且，已不斷變成世界上最豐盛、最奢侈的一種。

於是，致病率仍持續地增加，癌症死亡率佔有病亡率的第一位，這個機率是每四人即有一人罹患癌症，死亡率與年遞增。在某種意義上來說每四人有一人，正表示一個家庭之中，會有一人因癌症而病亡，造成一項極大的威脅。

那麼，其原因究竟出在哪裏呢?日本的醫療技術、醫療設施或醫療福利制度都位居世界的最高水準，絕對不比其他先進諸國遜色。

關於此一致病率，厚生省方面發表結論指出，現代的飲食生活、加工食品爲其主要原因。

◎營養的不均衡

從一億人口有半數是健康者，轉變爲現在一億人口有半數是病患的社會環境，其最大的原因，在於加工食品及飲食生活的歐美化，這些因素造成營養的不均衡，形成現代病（成人病）的罪魁禍首。

若根據一九八三年十二月二十一日，厚生省的國民營養調查報告：每五個兒童只有一個吃早餐，然而很明顯地，這樣的兒童以偏食者居多。再者，同一調查指出：給予孩子手工點心的家庭佔全體的八〇%，且幾乎都是現成的點心類，因此，呼籲父母們對孩子的飲食生活應更具關心。

食品學博士東畑朝子女士指出：儘管父母和孩子住在一起，但親子持續不能共進三餐的現象，關係著孩子的教養、人格形成等問題，她並嚴厲地批評道：「三餐飲食並非飼料！」根據此一國民營養調查，若觀察作爲能量來源的蛋白質、脂肪、碳水化合物（糖質），以平均百分之一百一十爲目標值，攝取量提高了一成之多。

其中，也警告說：「這三大營養素之中，脂肪的佔有比率增爲二四・四%，在成人病的預防上，並不理想。」

另一方面，關於維生素及礦物質，以百分之百爲攝取的目標值時，除了鈣質下降爲九四%之外，其他每一種營養素都提高了攝取量，雖然日本人的營養狀況，看起來非常良好，但在這個表象上有著極大的陷阱，必須多加注意才行。

原因是，如果認爲除了鈣質之外，其他的營養素的提高目標值勝過降低目標值，根本毫無意義。

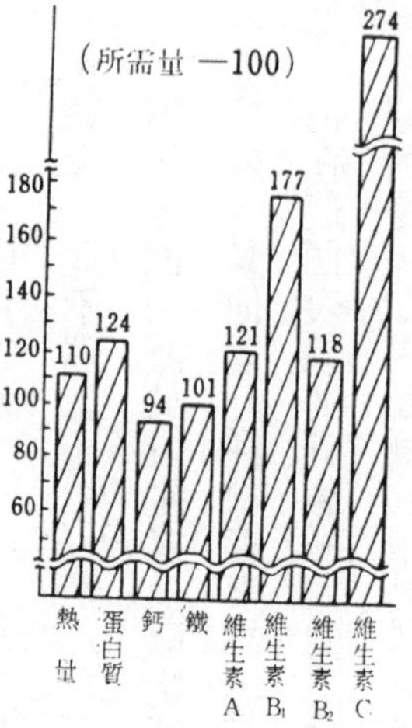

圖20　營養素等攝取量與需要量的比較

只要以此一統計表來看，便可發現，幾乎所有的營養都萬分充足，雖然日本人的營養狀況看起來很理想，但所謂的「過猶不及」，吃得過多猶如吃得太少，都是不理想的，至於維生素及礦物質，其他還有數十種的營養素，對人體而言是絕對必要、不可或缺的。然而，即使缺乏微量的營養素之一，仍會招致我們身體的「變調」，容易罹患疾病。

總而言之，營養素的攝取並非達到目標值，甚至超過目標值即可，重要的是均衡的問題，這一點必須好好地認識清楚。

二次世界大戰之後，日本人的飲食被改善了，同時也急速地歐美化，此一趨勢持續不斷，且無停止的跡象。其結果，相較於戰前，動物性的脂肪及蛋白質的攝取量，極端地增加。以火腿、香腸爲首的中國湯麵等速食品，炸薯條等簡便食品，罐頭、冷凍食品、甘味清涼飲料等加工食品，急劇地增加，作爲主食的白米及麵包等，只是被精製、被除去營養分的東西而已。

其結果，最近年輕人的體格，雖然乍看之下似乎變好了，但是身體內部卻是虛弱的，成爲虛弱體質。

偏重於熱量、崇拜高營養、因電器化而形成的家庭生活合理化、因夫妻有雙薪而形成飲食生活簡樸化及快速化、刪除早餐的飲食……因諸如此類的影響而受到波及，改變了現代人的體質。

所謂的成人病，雖被認爲是成人之後才會罹患的疾病，但以目前而言，自幼稚園幼兒、小學低年級學生起，高血壓、高膽固醇、糖尿病、心臟病等疾病，竟有持續增加的現象。

肥胖、蛀牙、骨骼脆弱的孩子也不斷地增加著。

即使只吃肉類及魚類，維生素及礦物質會不足就吃蔬菜，但近年來蔬菜只有外表好看，由於人工大量栽培，營養價值降低了，只是徒具蔬菜形式的倣造蔬菜而已。

雖然雞肉因脂肪較少、膽固醇也不多，而被認爲是一種美容食品，但被人工飼養出來、畸形的烘烤小雞，膽固醇及脂肪卻比雞肉更高。

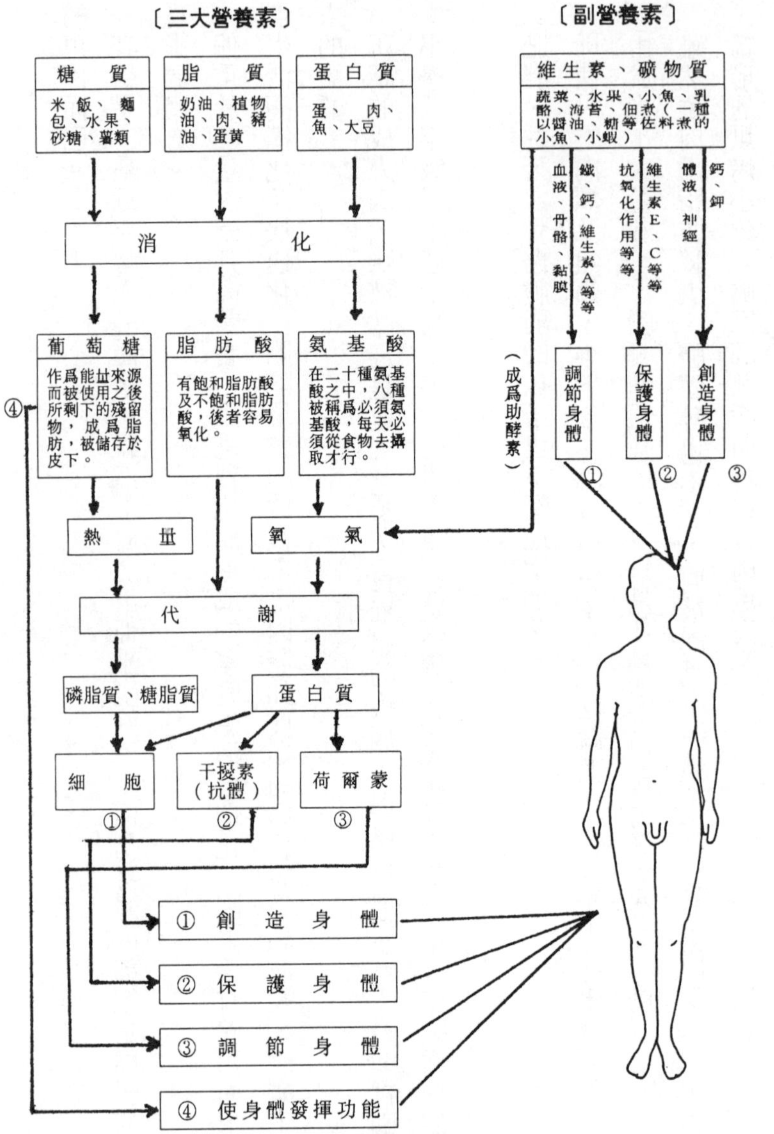
〔三大營養素〕
〔副營養素〕
糖質
米飯、麵包、水果、砂糖、薯類
脂質
奶油、植物油、肉、豬油、蛋黃
蛋白質
蛋、肉、魚、大豆
維生素、礦物質
蔬菜、水果、小魚、乳酪、海苔、佃煮（一種以醬油、糖等佐料煮的小魚、小蝦）
血液、骨骼、黏膜
鐵、鈣、維生素A等等
抗氧化作用等等
維生素E、C等等
體液、神經
鈣、鉀
消化
葡萄糖
作爲能量來源而被使用之後所剩下的殘留物，成爲脂肪，被儲存於皮下。
脂肪酸
有飽和脂肪酸及不飽和脂肪酸，後者容易氧化。
氨基酸
在二十種氨基酸之中，八種被稱爲必須氨基酸，每天必須從食物去攝取才行。
調節身體
保護身體
創造身體
(成爲助酵素)
熱量
氧氣
代謝
磷脂質、糖脂質
蛋白質
細胞
干擾素（抗體）
荷爾蒙
① 創造身體
② 保護身體
③ 調節身體
④ 使身體發揮功能

圖21　營養素的作用

表10

日本人的平均所需量		美國的必須量	比（日本：美國）
維生素 A	1,800（I.U.）	25,000（I.U.）	1：14
維生素 B_1	0.8mg	5mg	1：6.2
維生素 B_2	1.1mg	5mg	1：4.5
菸酸（維生素 B_3）	13mg	100mg	1：7.7
維生素 C	50mg	500～10,000mg	1：10～200
維生素 D	150（I.U.）	1,000（I.U.）	1：6.6

即使攝取了虛有其表的營養，良質的蛋白質，及爲了控制身體所必要的維生素及礦物質，仍未能均衡良好地攝取。因此，無論如何去注意飲食生活，只因原料仍舊不佳，所以並不能改善體質。

雖然有所謂無添加物食品及不用化學肥料等物質去栽培的自然食品，但在現實的問題上，對大部份的人而言，僅僅藉著自然食品及無添加物食品，並不能維持生活。

因爲，若不利用配合現代人忙碌之生活周期的飲食生活改善法，便無意義。

加工食品爲何阻礙現代人的身體呢？我想，這因爲在食品加工的過程，亦即被殺菌處理、加熱處理、化學處理的過程之中，喪失了食品所含有的維生素及礦物質，與此同時，因食品添加物（藥物）而致破壞營養素，所以引致營養的攝取不良。

另外，漢堡等碎肉餅製品、氧化的速食品及簡便食品、牛乳及清涼飲料、豆腐及醬菜、麵條、蕎麥麵等等，一切全都是加工食品，再加上由於空氣及水源的污染等因素，生活於文明社會的現代人，全都陷於維生素及礦物質不足且不均衡的狀態。

提到食品添加物，在日本目前有三百四十種以上的添加物被許可使用，一年生產約二百萬公噸之多，且全都消費殆盡。

若說是二百萬公噸，則每一國民一天的攝取量是五四・八公克，所以變成吃一個啤酒杯分量的化學藥品（食品添加物）。

這些食品添加物的害處多少有所差異，被認爲無害的一類物質，大凡除了卵磷脂（也當作天然食品添加物而使用）之外，幾乎没有其他是無害的。

與其說卵磷脂是無害的物質，不如說它因具有解毒作用而廣爲人知，尤其在對人體解毒器官肝臟種種藥物的代謝（食品添加物等化學藥品的排泄功能）及使脂肪代謝、解毒作用順利地進行方面，它更是極爲重要的物質。

1.在J. Gordon et dl.；J, Patthol. Bacteriol 67, 605（1954）上曾報告說：產生瓦斯壞疽菌的α毒素及β毒素的溶血作用，藉由卵磷脂而受到抑制。

2.在M. Morimoto et al. ；Proc. soc, expert. Biol, & Med. 86, 795（1954）也報告說：流行性耳下腺炎病毒的溶血作用，藉由事先攝取卵磷脂而受到抑制。

而且，此時溶血素在與紅血球結合之後才有效果。

3.在土撥鼠皮下注射苯胺（生色精），使其產生苯胺中毒時，已知藉由事先在餌食之中加入卵磷脂，土撥鼠會顯示出強勁的抵抗力。A.I. Shtenberg et al.；Voprosy Pitaniya 13, 21（1954）上也有此一報告。

4.在G. Gimino et all.；Boll, Sec. ital. biol. Sper, 28, 1246（1952）上報告說：卵磷脂也能抑制治療四鹽化碳中毒。

而且，此一抑制作用並非在腦部，而是在肝臟進行。

5.在起因於膽汁的腹膜炎方面，肝汗之中最具毒性的物質去氧核糖核酸，藉由加入卵磷脂，而顯著地被解毒了。T.Miyazaki ；Fukouka Acta Med. 45. 805（1954）上如此報告。

6.在M.Eisler ；Z. Hyg. Infections－Kranh. 138, 594（1954）上報告說：蜜蜂毒雖藉由卵磷脂而被解毒，但只有蛇毒的情形反而因爲具有加強溶血作用的傾向，所以很危險。

卵磷脂大多被包含於生物體內的膜（例如紅血球膜），透過這些膜而進行出入物質的調節，這一點正如先前所敘述的。

舉例而言，諸如眼鏡蛇之類毒蛇的毒液之中，含有分解卵磷脂的物質，一旦被蛇咬到，由於此一進入血液之中的物質，紅血球膜的卵磷脂就會因此而被分解，且由於血紅色自紅血球流出、溶血的關係，致死的機會變多了。

在食品之中繁殖，成爲食物中毒之因的化膿菌毒素，或是感冒時使喉嚨疼痛的溶血性連鎖狀菌所產生的毒素，之所以會引起溶血作用，是因爲這些毒素都藉由卵磷脂而擾亂膜的防備態勢。

如上所述，因爲卵磷脂具有在其他食品或營養素上看不到的特殊作用，所以極力抑制食品中的營養素受到破壞，保持營養攝取不良的均衡。

第二次世界大戰之際，世界上的糖尿病患者減少了。以日本的情形而言，戰前全無病例的糖尿病，戰後卻隨著飲食生活的豐裕而不斷地增加。近期，則連年輕人的病例也持續地增加。糖尿病被稱爲「富貴病」的原因即在於此。

被認爲是人類最大敵人的癌症，在日本也成爲死亡原因的第一位。大腸癌雖被視爲歐美型的癌症，但隨著日本人飲食生活的歐美化，日本人的大腸癌不斷地增加；子宮癌減少了，卻隨著歐美人的腳步，乳癌也不斷地增加。

最近的硏究上，已逐漸地判明，癌症也是因受到飲食生活影響而產生的。

若從年齡上看成人病的罹病率，便可發現：自三十五歲至四十五歲左右，所謂的工作勤奮、無論神經上或肉體上，都被要求應具最嚴苛條件的經理、課長級的主管們，罹病率提高了。這是因爲，夜晚宴會應酬機會較多，或是吃到鱔魚、牛排、壽司等，乍看起來營養價值似乎很高的食物機會變多了，營養的均衡完全破壞了。除了三大營養素之外，不要過於不足地攝取包含維生素及礦物質等五大營養素，是維持健康及預防、治療疾病所必要的條件。

在控制身體上發揮重要作用的物質之中，荷爾蒙雖也一樣具有相同的作用，但兩者決定性的差異，在於維生素及礦物質無法在內合成。換言之，必須當作食物，由體外攝取進入體內才行。

老早以前就應該絶跡的腳氣病，到了最近在靑年層不斷地增加，這是一種只持續食用

表11　營養素因一次的冷凍、解凍而損失的比率

	損失（％）
•異白氨酸	11.08
•維生素 B_3（菸酮胺）	10.69
•白氨酸	9.71
•維生素 B_1	9.02
•維生素 B_6	8.71
•離氨酸	8.60
•蛋氨酸	7.58
•色氨酸	7.15
•泛酸	6.95
•維生素 B_{12}	5.06
•核黃素	4.15

（根據E·查拉斯基的資料）

⊙尤其是維生素 B_3的損失，在考量日常的營養時更大。除此之外，啤酒酵母之中含有多量的維生素 B_3。
（根據營養療法入門及其實際一書）

速食品，被視爲男學生及年輕上班族特有的現象。腳氣病就某種意義而言，雖是起因於維生素B不足，但在現代，不足的原因卻是偏重於不均衡的低營養食品，以及過度攝取甘味清涼飲料。

因爲在代謝糖分之際，維生素B是必要的物質，所以一旦過度攝取甜食，就必然形成維生素B不足的現象。

維生素B群一旦不足，即使不至於達到罹病的程度，仍會有缺乏氣力、精神不穩定的現象。

維生素C、鈣質的不足，不只會使骨骼或牙齒變弱了，也會導致焦躁、感情起伏劇烈，壓力不斷累積。

熬夜讀書、工作的現代人，睡到最後一刻才起床，不吃早餐就去上班的人，約以每三人中有一人的比率持續增加，這樣的人都是缺乏維生素及礦物質。

在連三餐都無法充分補給營養的現代飲食生活中，打算爲了美容而刪除早餐，進行限制飲食療法的女性，幾乎全都有營養失調、貧血的傾向。

雖由於冷凍庫、冰箱的普及，連冷凍食品也一樣持續增加，若事先將食品保存於冰箱，維生素E就會喪失。

並且，乾貨或速食品、簡便食品幾乎都是使用了油的食品，且因含有過氧化物，所以具有抗氧化作用，維生素的缺乏，很有可能導致喪命。

與維生素一樣非常重要，但不足的是鈣、磷、鉀、鎂、鉛等礦物質群。很明顯的，原因，即在於食品原料之中的礦物質不足及偏食所致。

由於公害、化學肥料的施肥、農藥的散佈等等因素，原本應該貯存得很充分的土壤礦物質徒減，且因爲偏食的緣故，被攝取進入體內的量減少了。

鈣質具有修正酸性體質、維持身體精力的作用。

另外，被包含於海草的碘質，能促進甲狀腺荷爾蒙的功能、保持美麗，以及增長精力的作用。然而，一旦過度攝取鹽分，無論碘質或鈣質都會排出體外。

鈣質具有保持血液的健康、可能降低血壓的效果，已廣爲人知。服用降血壓劑的人，因爲其利尿作用，所以鈣質多半會流出體外，無論如何鈣質往往相形不足。由於卵磷脂具有天然的利尿作用，所以攝取多量鹽分的人，服用降血壓劑的人，應該注意卵磷脂的攝取。

在美國，對於預防心臟病及高血壓，鎂被視爲具有效果，此一方面的研究似乎也正在進展著。

在礦物質之中，不能忘記的一種是鈣質。鈣除了形成骨骼及牙齒的成分之外，也關係著血液的凝固。鈣是繼碳、氧、氫之後，次多的元素，約有一公斤之多。接著，幾乎大部份都是以磷酸鈣、碳酸鈣等型態構成骨骼及牙齒。

鈣的九九％存在於骨骼之中，只有一％被包含於血液裡。血液中鈣的濃度雖經常控制在一定濃度，但自飲食之中攝取而來的鈣一旦不足，便不得不自骨骼裡的鈣質取出，以彌補不足。如果鈣被自骨骼之中取出，此一骨骼就會變得脆弱、容易折斷。

需要鈣質的不僅嬰幼兒及兒童而已，孕婦或成人也必須一輩子積極而持續地攝取才行。通常，以五十多歲的婦女而言，身高比年輕時縮短二公分，以男性而言則縮短一公分。這意味著隨著年齡的增加，背骨以耗損漸減的型態，不斷地衰退、脆弱。

上了年紀、骨頭變得脆弱之後，就爲時已晚無法彌補了。必須注意自年輕時起，就應攝取充足的鈣。

身體細胞膜的主要成分雖是磷脂質（卵磷脂），但細胞的主成分卻是蛋白質及水。此一蛋白質是由氨基酸所構成。構成以人類爲首的動物蛋白質時所必須的氨基酸，高達二十多種。其中，有八種稱爲必須氨基酸。這些氨基酸絕非在體內被合成的，而是必須由飲食攝取進來。

然而麻煩的是，八種氨基酸的攝取若未均衡良好，那麼，便只能以最少量的水準而被活用。

欲說明這些必須氨基酸的性質，有所謂的「里比亞（Liebig）冷凝桶理論」。

將桶子的板子每一塊都比喻爲一種氨基酸，假定將水滴入水桶中的時候，水桶只有一塊高度較低的板子（較少量的氨基酸只有一種），則即使其他七塊板子的高度如何地高（即使其他的七種氨基酸較多），因爲只是一塊板子，所以被滴入桶中的水（被攝入的其

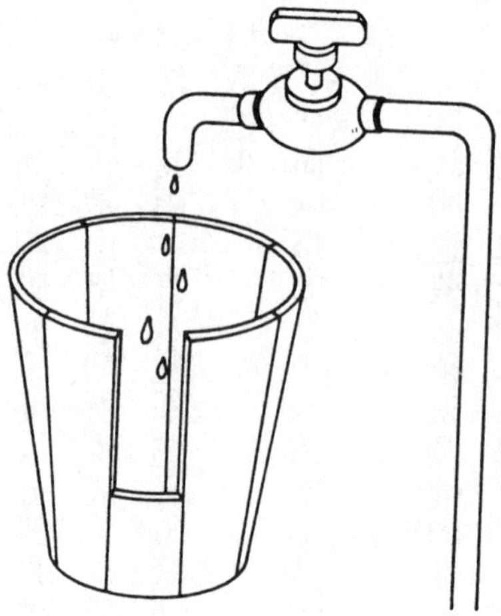

圖22　里比西（Liebig）冷凝桶

他七種氨基酸）仍會全部流出外面，這便是冷凝桶理論。

也就是說，離氨酸（氨基酸的一種）的攝取量只有需要量的三分之一時，超過離氨酸高度的必須氨基酸，會全部變成無用之物。

即使自己打算充分攝取蛋白質，但總是無法隨心所欲地攝取，是因如此的氨基酸性質而導致。然而，蛋白質有一個性質即是「無法貯藏」。

而有人認爲：「因爲血壓很高，所以脂肪類不能吃。」的確，脂肪的攝取過量，提高了血液之中的膽固醇值，成爲動脈硬化及成人病的「槍機」，一觸即發。

然而，其元凶同樣是脂質，指動物性脂肪

而言，植物性的脂肪反而具有降低膽固醇值的作用。

在以往日本人的飲食生活上，植物油雖佔了壓倒性的多數，但伴隨著飲食生活的歐美化，動物性脂肪的攝取量已步上增加一途。以往日本人的必要攝取熱量被視爲二千四百公斤/卡，但一九七九年厚生省發表報告指出：大幅地降低此一熱量，只要一千八百公斤/卡就足夠了。不過，幾乎全都藉由動物性脂肪及糖質（碳水化合物）攝取這些卡路里的人不在少數，破壞了營養的均衡。

因此，首先非得改變不可的是，限制動物性脂肪，且必須考慮多多攝取植物的油才行。

植物油之中，尤其亞油酸是被包含於紅花油、葵花油、大豆油、玉米油、小麥胚芽油等油之中。

根據脂質的攝取方法，有如下的調查報告可以證明疾病的發生率有明顯的不同，容易發生疾病與否，全視個人如何去攝取脂質而定。

長久留在美國大學的木村登教授一批人所實施的「七個卡路里研究調查」，即是這個調查報告。

就一年之間每一萬的死亡人數，調查心肌梗塞的比率，得到如此的統計結果。

在英國，是每三六人之中有八人。

在美國，是每九四人之中有四七人。

在芬國，是每一三四人之中有四八人。

在荷蘭，是每一一一人之中有三五人。

此一結果，使在飲食之中攝取多量飽和脂肪酸的部份，以及不是這麼做的部份，兩者差異更爲明確。

也就是說，飽和脂肪酸的攝取量在一〇%以下的國家，因心肌梗塞而死亡的人數，是每一萬人之中有十人左右，而相對此一比率，若達到二〇%時，就從三十五人增加爲四十七人。然而，僅僅是從一〇%增加至二〇%，因心肌梗塞而死亡的人數竟達到四倍之多。

英國是「橄欖之國」。英國人飲食生活的中心，即是飽和脂肪酸達到一〇%程度的橄欖油。但是，美國、荷蘭、芬蘭的國民乳製品的攝取量很多，表示動物性脂肪佔了壓倒性的多數。

即使是同樣的油，正如以上所述，給予身體的影響是全然不同。食用油雖是每天烹調料理不可缺少的，但我們必須考慮，藉由利用含有亞油酸的植物油，而積極地創造健康才行。

不過，必須注意的是過氧化脂質問題。過氧化脂質雖被認爲是老化現象的元凶，但一旦包含於植物油的不飽和脂肪酸與氧氣結合得過多，就會形成過氧化脂質。

過氧化脂質若在人體內增多，就會促進動脈硬化，成爲腦中風及心肌梗塞的原因。年輕的時候，雖具有抑制、中和此一過氧化脂質的生成的能力，但隨著年齡的增長，這種能力也不斷地衰退。

一八四三年，名爲漢諾威的學者發現了老人的腦細胞蓄積著黃褐色的色素，而現在則將此一色素稱爲脂褐素（老化色素）。

老人特有的褐斑，雖然也屬於這種脂褐素，但是它一直蓄積於男性的睪丸等眼睛看不見的部位，妨礙、阻止細胞的活動。

如上所述，所謂的從脂肪變化過來的過氧化脂質，不僅有害於身體，同時也促進老化。

日常注意是很重要的，例如料理經常使用新油去烹調，及儘可能地使食用油接觸空氣

表12　在烹飪過程中消失的維生素類

%損失

	維生素 B_1	維生素 B_2	維生素 B_3	維生素 C
•燻肉類	55	0	0	0
•蛋　類	15	5	0	0
•肉　類	25	5	10	0
•馬鈴薯	25	20	20	35
•蔬　菜	45	40	40	50
•水　果	20	20	20	25
•麵　類	10	0	10	0

（根據E·查拉斯基的資料）

⊙包含於蔬菜、水果中的維生素類，一遇熱就很微弱爲其特徵。因此，儘可能生食這些東西是最佳的方法。

，放久的油炸食品（簡便食品、速食品）等食品儘量避免食用。

因爲如此的現代飲食生活背景，以歐美爲首的營養補助食品（健康食品）的抬頭於焉展開。目前，應該可以說已達氾濫的程度，無數的營養補助食品上市，令人目不暇給。

「雖富裕但卻生著病」，也可以說是現代的象徵。在「健康食品潮流」中，對於未具有正確健康知識的消費者，相繼地登場、氾濫、不斷地消失的營養補助食品、維生素、礦物質的潮流，早該敲響警鐘。

營養補助食品原來的目的，在於攝取及補助取得均衡的營養。

根據單一項目而偏向於某一種維生素及礦

物質的過剩攝取方式，是非常危險的。

在暗示效果上，大部份的健康食品群並未被公開性認同。

像「卵磷脂」那樣，自古以來即作爲食品添加物，被使用於工業上，再者，遠自三十多年之前就被認同作爲醫藥品，在聯合國的世界衛生組織（WHO）及世界糧食農業組織（FAO）的專門小委員會，特別限制攝取量，如果獲得此一安全宣言，那麼，就安心了，可以說是能信賴的、理想的營養補助食品。

那麼，在今天錯誤的飲食生活中，可以調整營養不均衡的卵磷脂，發揮什麼樣的作用呢？

卵磷脂是生物體細胞內的構成物質，具有吸收必要的營養分、排泄過剩的營養、排泄不必要的物質及有害的物質等功能。因此，具有排泄攝取過剩的糖質及脂質，發揮及早吸收維生素及礦物質，使動輒有不足傾向的營養分不致損失功能，也具有擊退、排泄包含於食品添加物的藥物。

爲了藉由這些功能，調整現代飲食生活的錯誤，卵磷脂被當作能攝取均衡的營養的「茶碟」之用。

舉例而言，當察覺今天的飲食生活是飲用過量、動物性脂肪攝取過度，或是鹽分攝取過量時，只要藉由顆粒卵磷脂，在短時間內便可恢復正常的狀態。

卵磷脂具有如此速效的作用雖是無庸贅言，但無論如何，從平日就持續食用卵磷脂，藉此便可取得真正有意義的均衡營養，以維持健康。如此的卵磷脂的作用，稱爲營養代謝，而控制中性脂肪等脂質的作用，則稱爲脂質代謝。另外，司掌食品添加物裡的藥物及醫藥品的藥物代謝，保護身體不受到來自藥物的傷害，控制能量，司掌呼吸代謝，給與每一個細胞年輕及活力，司掌荷爾蒙代謝，保持荷爾蒙的均衡等等，爲我們促進各種代謝功能，都是此一卵磷脂的作用。

◎細胞的不活性化及老人痴呆

由於生物是活的東西，所以都有一定的壽命。

連細胞也有一定的壽命，之後便死亡。而且，與個體一樣，在同一個體之內，也會因細胞的壽命而有長命及早死的分別。其中，甚至也有稱爲永久不死也無妨的細胞。

單細胞生物一旦分裂了，一個細胞生命便分爲兩個新的細胞，只要其根源仍存續著，在某種意義上，可以說原有的細胞仍是生生不息。

如此一來，源自於如此的單細胞生物的數種生命，便追尋著連續的線索，攀登上過去某個根源性之細胞的坡道。在以有性方式繁殖的生物之中，被視爲不死的萬能細胞，一般認爲只有生殖器官系統的細胞而已，唯獨生殖細胞是永不滅亡的。

因爲，此事關係著後代子子孫孫的繁殖，透過分裂、成長、分化，留下多少後代，維持根源（種），唯有此一細胞群才辦得到。

但是，死亡在某種意義上是自然的，我們無論如何應先考慮到身爲個人的死亡問題。

然而，在身體內的細胞之間，死亡是理所當然且不可或缺的現象。

根據計算，據說人體每七年就「脱胎換骨」一次，細胞全部更新了。所謂的七年，是人體內舊細胞更替爲新細胞所需要的時間。不過，身體若需經常不斷地進行細胞的互換，就會有身體所不必要的部份，或是無法更替的部份。

人類出生時，神經及肌肉的細胞幾乎已經構成，這些細胞只要其個體仍存活著、不受到傷害，就會持續不斷地發揮作用。即使神經細胞曾經受到損害，那麼，在其他的細胞上便不會受到補充，一旦分化結束，就無法再次分裂。

以血液細胞的情形而言，雖有供給全身製造這種細胞的「中心」，但在神經細胞之中，並無如此的部門。

不過，連絡人類腦部神經的幾個微小細胞，在孩童時期，由於讀書等因素而無法製造新的細胞。若根據最近的研究，則一般認爲，連理應未分化的肌肉細胞，也可能進行一定限度的更替而汰舊換新。

一般認爲人類的細胞爲六十兆個，曾有生物學家計算出，人體所有的細胞每天死亡一％～二％。

假定細胞不死亡，只有細胞的分裂正常地進展著，那麼，人類的體重每五十天至一百天就應變成兩倍。相反地，如果體重是一定的，每天就會有數十億個細胞死亡，再生出同一程度的細胞。

新細胞的形成，事實上並非在肌肉及神經的組織上發生的，因此，這表示在其他的部位上，細胞的死亡及補充是集中地發生著。也就是說，保護上皮、造血系統、消化器官系統、生殖器官系統等等，都是如此的部位。而且，一般認爲在其他器官上之細胞的更替速度，遠比這些部位的細胞更替緩慢。

舉例來說，肝臟的細胞被推定平均大致有十八個月的壽命。

人體的外表被保護上皮所覆蓋。雖其大部份是皮膚，但除此之外，打開著的部份有覆膜，也有眼角膜、指甲、毛髮之類的皮膚變形物。這些細胞因持續死亡而不斷喪失。皮膚剝落、長長的指甲或毛髮變成死細胞。位於皮膚下方的細胞從不間斷地一直分裂下去，被推往皮膚的皮面而去，而最外側的細胞便持續死亡、角質化（硬化）。

手臂的皮膚細胞要從分裂層移動至最外層，大致需要花費十二至十四天左右。手及腳上所長出的繭皮，是死細胞變重、變厚所致。

這種繭皮，即使用針去刺也不會疼痛、不會出血。

我們的身體全都是由細胞所構成，連血液也一樣是細胞的一種。血液的細胞並非在血液之中被製造出來，而是紅血球起源於骨髓，另外，白血球除了骨髓之外，也在淋巴節、脾臟、胸腺等部位被製造著。

也就是說，血液是由這些細胞及血清所構成。紅血球與白血球的比率，相對於紅血球平均四百五十個，白血球才有一個。如果白血球一方生產過剩，就會形成一種血液癌症，也就是白血病。骨髓一旦發揮過度的功能，就會導致骨髓性白血病，而其他胸腺之類的部位若發揮過度的功能，則會導致淋巴性白血病。

無論紅血球或白血球，死亡率都是一定的，紅血球的壽命約爲一百二十天。

十二指腸的上皮細胞，每一·五七天就更替一次，迴腸的細胞每一·三五天就更替一次，成爲非常快速的周期。

人類爲了不增長年齡、永永遠遠都維持青春永駐，新細胞不斷地生長，而死亡的細胞數目則不多。嬰兒、幼兒的成長，在短期間內就很明顯，是因爲不斷生長的細胞數目，比死亡的細胞數目更多、更快。

即使受傷或動手術，由於嬰兒及幼兒的細胞再生速度迅速，因此便表示傷口的恢復速度也很快。大人比小孩記憶力更好，也是因爲腦細胞朝氣蓬勃、活力充沛、精神十足的緣故，一百四十億個腦細胞尚未開始死亡。

不過，自超過二十歲左右起，記憶力便開始減退，是因爲平均一天有十萬個至二十萬個腦細胞死亡、不會再生。

二十多歲年齡的肝臟，平均有一千五百公克之多，相對於此，七十多歲老人的肝臟只有一半七百五十公克，這也是因爲細胞死亡、再生的功能衰退的緣故。

肌膚沒有光澤、生出皺紋、長出褐斑、沒有彈力，身高變矮、性功能減退，身體到處塌陷，也是因爲細胞減少的緣故。這便是老化現象。

在六十兆個細胞之中，只要約七〇％死亡了，那麼人類的壽命便將走至盡頭。

爲了永保年輕、健康，應每日持續地攝取卵磷脂。卵磷脂促進細胞的所有代謝功能，讓這些功能順利地發揮作用，給予沒有元氣的細胞活力（賦活作用），給予開始死亡的細胞復活的力量（甦生作用），提高不斷地重新生出之細胞的分裂能力，給予細胞再生的效率（再生作用），因此，它是不可思議的基礎物質、是細胞食品。

一旦暫時持續地攝取卵磷脂，肌膚就會生出光澤、皺紋的一部份也會消失，產生彈力、恢復性功能、運動神經變得敏捷、記憶力轉佳，因此，感覺彷彿脫胎換骨一般。這是因爲藉由卵磷脂的作用，細胞的數目增加了，每一個細胞都獲得活力，所以整個人宛如煥然一新一樣。

然而，若根據一九八四年一月八日的讀賣新聞，則一個老人獨居的案例突破一百萬人，厚生省的調查結果，其中六〇％的老人有病在身。

表13　日本人的平均壽命

江户時代	明治30年	昭和10年	昭和20年	昭和30年	昭和40年	昭和56年
28歲	42歲	48歲	50歲	64歲	67歲	男73.79歲 女79.13歲

⊙江户時代的飢荒或傳染病流行時期，平均壽命爲十八歲

表14　1981年死亡原因順位　一年間全部死亡72萬人

（10年720萬人，20年1440萬人）

順位	死　　因	死亡人數	相對於全部死亡人數%	傾向	
1位	癌症	166,319	(1/4)23	↗	每3分10秒有1人
2位	腦中風	157,320	(1/4)22	↘	離婚及同數
3位	心臟病	125,948	(1/5)18	↗	
4位	肺炎、支氣管炎	39,438	6	→	1～4≒70%
5位	衰老	29,865	(1/25)4	↘	
6位	事故公害作用	28,860	4	↗	
7位	自殺	20,052	3	↗	
8位	慢性肺炎、肝硬化	16,630	2	↗	
9位	高血壓性疾病	15,289	2	↘	
10位	腎炎、腎變病	10,679	1.5	↗	

卵磷脂是「未雨綢繆之計」。

年老之後，開始生病之後，或是受傷之後，才尋求依恃的手杖，那就爲時太晚了。

至少，年輕時就應持續攝取給予人看不見的舒暢的卵磷脂，將它作爲扶助身體的手杖。

我認爲，所謂的「盡享天年」一事，並不是單單指長壽而已。「盡享天年」無非是指終日只能躺在床上也

好，頭腦糊塗痴呆也好，給家人及周遭的人加諸麻煩也好，都活得很久，很長壽而言。

一直保持健康的狀態之下壽命終盡的時候，正是「盡享天年」。並非病死，而是「自然死亡」，這不是美好的嗎？對人生而言，不是應該形容爲至高無上的幸福嗎？

一般認爲，開創中國帝制，統一中國，成爲絕對君主的秦始皇，爲了得到其個人的權勢及財力，集合了國內最優秀的學者及仙人們，派遣他們至世界的盡頭，探求「不老不死之藥」，雖然不至於達到「不老不死」的程度，但祈願「長生不老」，也是人類共通的心願。

所謂的「老化的結構、生命的結構」究竟是什麼？老化的解明及老化的控制，被認爲正是全人類所期待的一場「人類最後的戰爭」。

癌症的解明及其治療業已進入「射程距離」，一般認爲，緊接其後而來的生命戰爭，正是「不老不死」、「長生不老」對策的研究。

然後，我們暫且所面臨的，即是高齡化社會的痴呆老人（老人性痴呆症）的對策，尋求預防及醫治之策，乃成爲一大課題。

日本的平均壽命，截至三十九年前的一九四五爲止，一般認爲「人生僅僅五十年」。

但是，一九六一年男性延長爲六十六歲，女性延長至七十一歲，一九八一年，男性超越愛爾蘭，達到世界第一位的七十三·七九歲，而女性則超越挪威、僅次於愛爾蘭，達到世界第二位的七十九·一三歲，綜合起來，成爲世界第一位的長壽國。

不過，我們每個人的最終願望，衰老而死（自然死）、壽終正寢，一九五五年從死因的第三位變成一九六五年的第四位，一九八一年成爲第五位，一年之間全部的死亡率僅有四％，其他全都是疾病死亡。

一九五〇年，死亡原因的第一位雖是腦中風，但一九八一年第一位是癌症、第二位是腦中風、第三位是心臟病，然而，在因疾病而死亡的人之中，癌症每四人就佔了一人，呈現最惡劣的狀態。

東京都老人綜合研究所的今堀和友所長說：「癌症與老化是同一個硬幣的正面及背面，互爲表裏，就某種意義來說是來自同一根源。」

這意味著：「正常細胞雖會老化，不久便死亡，但相對於此，癌症化的細胞卻是無邊無際、連續不斷地分裂著。總而言之，只要不老化就不會死亡。因此，生物體一方反而被侵害致死……。此事如果使癌細胞老化，那麼就會變成正常細胞，自然死亡，相反地，若巧妙地利用細胞癌症化的結構，則老化也許便可控制自如了……」

這也說明了，不管怎麼樣，老人痴呆是現代嚴重的社會問題。

日本六十五歲以上的老人約有一千一百萬人，佔了日本總人口的十分之一，其中，老人痴呆的患者約有五十萬人，據說，若過三十年之後便會超過一百萬人。

不過，因爲日本所有醫院的總病床數約爲一百萬床，所以可以預估：日本所有的醫院及病床被老人痴呆患者所佔領了的可怕情景。老人痴呆的實際狀況，是想像不到的那般悲慘，實可說是「地獄」。

並不僅是健忘而已，忘記剛剛才吃了飯，卻持續不斷地吃飯，弄壞身體。半夜則任意地四處走動，連回自己家的路也記不住。

打著赤膊到外面走來走去。在榻榻米上面或被褥上面大便、小便。將大便塗在上面。不知爲何，將大便放入保溫飯菜的熱水瓶，據說諸如此類的極端情形也不乏其例。

有老人痴呆患者的家庭，因身心的疲勞、睡眠不足或家庭內的糾紛等因素，常會導致看護的家人全都不支倒下的情形，非常地悲慘。

全世界的醫學家們作爲目標的研究，雖是繼癌症之後的老人痴呆的解明及治療，但若從細胞的角度來考量，則可以知道因爲腦神經細胞的數目減少之故，才導致老人痴呆。如此一來，藉由補給對腦神經細胞必需而不可或缺的磷脂質（卵磷脂），便可防範老人痴呆於未然，且藉由給予老人痴呆的患者卵磷脂，腦細胞受到活性了，我想，卵磷脂不正是扮演了腦細胞減少的「制動器」角色，隨時讓腦細胞的減少「刹車」了嗎？

事實上，因爲藉由卵磷脂而治療老人痴呆的效果已被證實了，所以在此只希望不要像對丸山疫苗那樣，大家根本不予理睬，應多多瞭解其作用。

有關老人痴呆（老人性痴呆症），東京都老人綜合研究所室長朝長正德先生曾經說道：「無論是誰，即使上了年紀也不想患有痴呆，而這種病症藉由活動手指或下巴的肌肉，便可防範至某一程度。」

藉由活動肌肉可以防範痴呆，是因爲肌肉上有一種被稱爲肌紡錘的器官，這是敏銳地察知細部肌肉的收縮狀態，改變此一信號傳送至腦部的器官。這些信號的次數若是愈多，頭部就會受到刺激，使腦部活性化。這種肌紡錘，即使其周圍的肌肉纖維隨著年齡愈來愈萎縮，但面對外在因素、內在因素的變化，抵抗力仍很强，即使成爲老人，也仍完整地保留著這種力量。要使這種肌紡錘發揮作用，實際上應怎麼做才好呢？

最有效果的方法，便是「用牙齒仔細地咀嚼食物之後再吃下去」。

爲了吃東西、說話，下巴及嘴巴的肌肉上，密佈著神經的網眼。

因此，這表示肌紡錘也存在著很多。

若利用咀嚼的動作，使下巴、嘴巴活動，則僅僅如此程度，被傳送至腦部刺激的次數就會增加。開車時一咀嚼口香糖就可以消除睡意，也是因爲刺激被傳送至腦部的緣故。

順帶一提，這意味著，愈是咀嚼，唾液就分泌得愈多，而唾液之中含有名爲腮腺激素的荷爾蒙，這種腮腺激素，被認爲與「老化」有關，因而被稱爲恢復年輕的荷爾蒙。

雖然只要攝取卵磷脂唾液的分泌就會變得旺盛，但由於這也會促進腮腺激素的分泌，因此，當然有助於防止老化。

現代醫學的驕傲，是以病因的解明及其治療爲前提而出發。與此相較，無論如何應先專注於預防工作。思考預防對策之後，才慢慢地接觸病因的解明及治療的人，遠較爲合理。

其第一步，我認爲是提高國民飲食生活品質的改善指導，和美國一樣，將維生素及礦物質認知爲「食品」，而此一認知是由「藥物」改變過來，一般而言，維生素及礦物質都應開放了。而且，必須設定一定的標準，實施適當的行政指導，同時，也應使「醫藥分業」的理想目標早日實現，如此，才能真正地改善飲食生活。

◎血液的不淨化

曾有人說人類隨著血管一同老化，而英國的威廉·奧斯拉說過：「長壽是血管的問題，人類與其動脈一同老化。」血液如果經常處於清淨的血管，那就幾乎不會罹患疾病，且一般都認為若能清淨血液，則幾乎所有的疾病都會治癒。

血液在血管系統之中持續不定地流向一定的方向（心臟→動脈→微血管→靜脈→心臟）。再者，速度並不一定，藉由拍動的節奏，又產生流向另一個部位的變化。在大動脈之中速度最快速，在心臟的收縮期變大，弛緩期則變小。此速度有相當的差異，一般認為平均每秒為二百五十～三百厘米。動脈比大動脈更緩慢，在微血管則變得最慢。進入靜脈之後，再度地變快，在靠近心臟的大靜脈，則約有大動脈二分之一的速度。

血液也可以想作液狀的組織，大概佔有體重的十三分之一。任何人都知道，三分之一

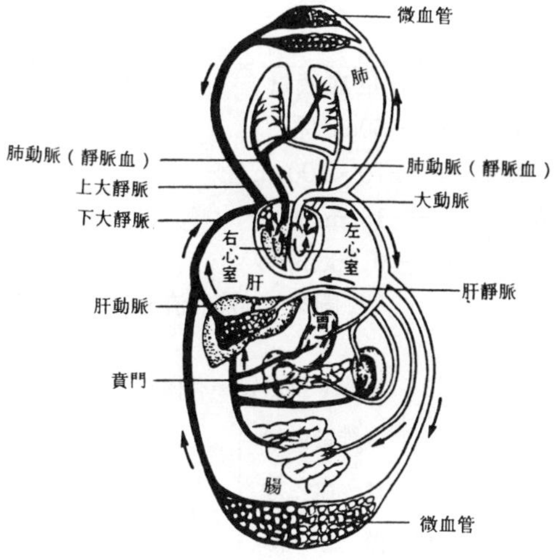

圖23　小循環與大循環

以上的出血，會造成生命的危險。

身體的所有血液量，不至於達到充滿於全身血管的程度，需要血液的部份就被分配到多一點。

這是因爲藉由心臟、血管的作用，升降血壓、增減脈搏、改變了血液的狀態，所以能適當調整血液量。

舉例而言，安靜時血液量的二五％流向肌肉、八％流向腦部、四％流向冠狀血管、二五％流向腎臟、一五％流向消化器官，剩餘的二三％才流向其他的部位。

儘管血液在體內循環著，但爲了補給各組織生活上所必要的氧氣及營養分，以及爲了排泄不必要的物質及老舊廢物，扮演著運輸這些

$$\frac{\text{所有血液量}}{\text{每秒自心臟流出的血液量}} = \frac{4,000\sim5,000\text{ml}}{50\sim80\text{ml}} \doteqdot 50\text{秒}\sim60\text{秒}$$

在大動脈———50cm/秒

在小動脈———10～100cm/秒

在靜脈————15cm/秒

在微血管———0.05cm/秒

圖24　血液的流速

- 血液
  - 血漿
    - 血清（蛋白質、有機質、無機質及水）
    - 纖維蛋白素
  - 血球
    - 紅血球
    - 白血球
    - 血小板

（纖維蛋白素、紅血球、白血球、血小板）→ 血餅——（血液凝固時，此血餅達到阻塞血管的目的。）

圖24

物質的角色。

送出血液的心臟，在人體的臟器之中最爲重要！從功能上來看，「心臟」平均約有一百八十年的壽命。如果是心臟很强健的人，那麼他的心臟會有二百年或三百年的壽命。

然而，事實上並沒有竟能長壽至二百年或三百年，無論人類或心臟，都和一種精密的機械一樣，只要經常修整保養、加油，同時經常休養、徹底檢修、非常珍惜地對待它，那就表示不會故障，可以長期使用。

心臟雖不能像機械那樣分解大修，但可以藉由改變飲食法，不加諸心臟負擔，使心臟長久保持壽命是大有可能的。

爲了使心臟長久保持壽命，並不是說使心

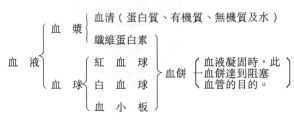

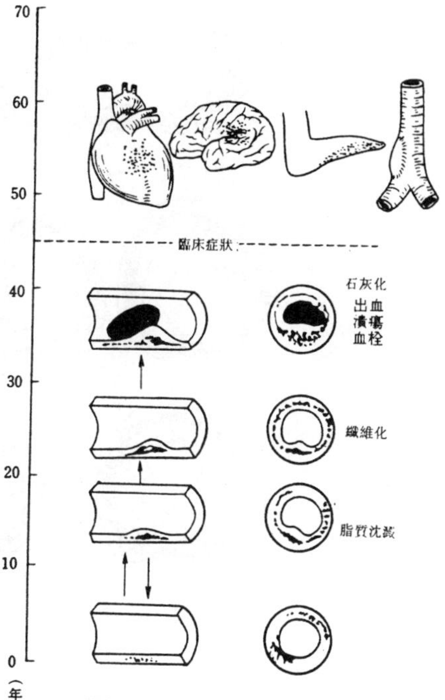

圖25　年齡與血管變化

臟本身如何運作，而是與隨時將血液本身清理乾淨，藉此進行心臟的徹底檢修。血液一旦流出，就會因膽固醇及中性脂肪而受到污染，使血管及心臟的功能變差。

卵磷脂存在於這些血液及血管的各細胞之中，協助各細胞的功能、幫助各細胞發揮淨化污穢的作用。

麻薩諸塞理工學院的名譽教授史卡查德博士說過，過去超過十五年以上都持續食用卵磷脂、已八十八歲的他，血液之中的血紅蛋白值為九五～九七，在這個歲數，這個數值並不被認為是一般的數值，而是在常識上匪夷所思的良好程度。

然而，他說在更年輕一些的中年時期，他的血紅蛋白一次也沒有超過八十的數值。也就是說，進入老年期之後才開始食用卵磷脂，血液反而恢復年輕了。

a（幾乎正常）→g（最惡劣狀況）

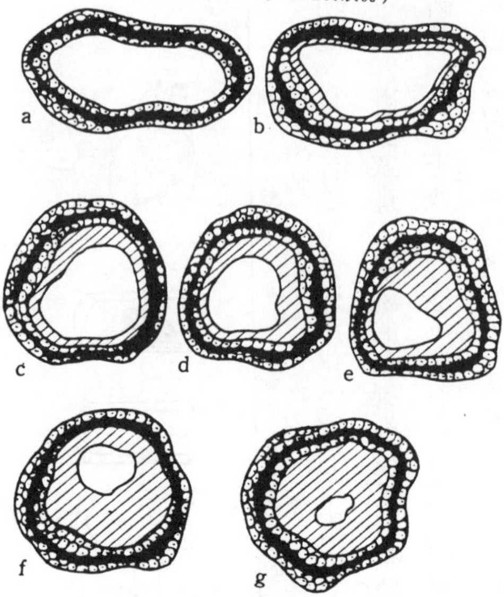

圖26　硬化的動脈的斷面圖

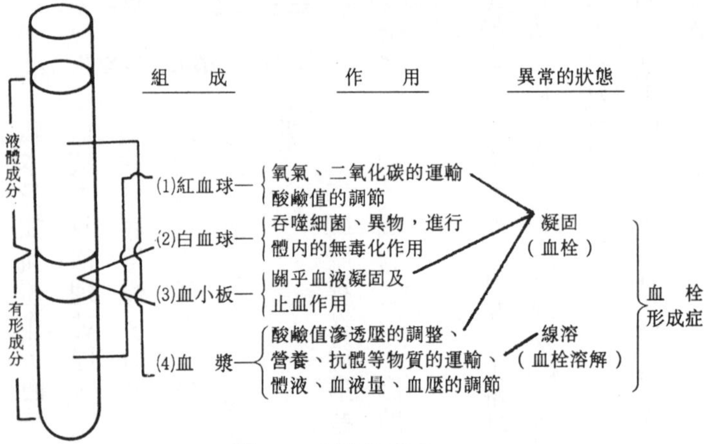

圖27　血液的成分

史卡查德博士在其於《美國自然科學》雜誌上發表的論文中論述著：關於血液流動的特色，是脂肪蛋白質運送著脂肪、膽固醇等非水溶性的物質，而這種脂肪蛋白質是爲了血液流動而由卵磷脂所構成的物質。

另外，在一九五三年於英國有關於血液流動的專題研討會上所發表的論文中，他敘述說：血液微粒子爲了不因血液之中的酵素而遭致破壞，會利用大部份由卵磷脂所構成的血液壁而受到保護，這一點已判明了。

更多卵磷脂的存在，如果具有有效地保護血液微粒子之外膜的特性，那麼，此一血液微粒子由於長久地停留於血液之中，因此血液蛋白質便變多了，這一點可以很容易瞭解。

史卡查德博士的主治醫師們，驚訝於博士所受的傷永遠都確實迅速地痊癒，每次動手術時，怎麼會恢復得那麼快？

其原因是，血紅蛋白輸送更多的氧氣給一切的細胞組織，促進了細胞的活動與細胞的再生。卵磷脂存在於人體的所有細胞之中，爲了在一切細胞組織、骨骼裡持續不斷地再生細胞，是必要而不可或缺的物質。

因此，如果發生卵磷脂供給不足的現象，那麼，細胞的再生就會延緩，血液裡的不必要物質及老廢物也會沈澱、附著，成爲維持健康的極大障礙。

史卡查德博士說，卵磷脂的不足，尤其愈是處於人生後半期的人，愈可能成爲諸病的主要原因。

博士說本身藉由定期地食用卵磷脂，記憶力變得非常良好，儘管神經反應是八十八歲的高齡，但完全正常，血壓收縮壓爲一二五～一三〇，舒張壓爲八十五，全無動脈硬化的徵兆。即使測量脈搏加以觀察，血管也是如四十歲左右的人一般，非常柔軟。

爲了慎重起見，當利用特殊的器具調查動脈的柔軟性時，發現與青年完全相同程度的柔軟性。

博士的兄弟姊妹全都在七十多歲就逝世，但他們大多有血液等循環器官系統的障礙，並無一人施行有規律的飲食療法。

對於卵磷脂的脂肪所具有的乳化作用，已達廣爲人知的程度。雖一旦給予年輕人以脂肪爲主要內容的肉類，血液中的脂肪就會比平常更爲提高，但只要二～三小時就能恢復原狀。

以老人的情形來說，脂肪停留於血液裡約五～七小時，有時甚至達到二十小時之久。

由於這些脂肪長時間滯留在細胞之中，因此，蓄積起來的膽固醇，引起動脈硬化。

因此，供給老人脂肪較多的飲食時，只要適時給予卵磷脂，血液之中的脂肪在短時間內就會與年輕人一樣，恢復平常的含量。很顯然地，藉由食用卵磷脂，血液裡的卵磷脂量也增加了。

衆所皆知，卵磷脂運送血液之中的膽固醇，乳化膽固醇，進而與膽固醇一同形成巨大的分子。已知藉由這些作用，卵磷脂防止膽固醇沈澱於細胞、動脈之內，以調整各部位的膽固醇含量。

膽固醇是引起動脈硬化、高血壓、狹心症、心肌梗塞等虛血性心臟病，以及腦充血、腦溢血等腦中風的「隱形殺手」。

一旦偏向於肉食，動脈硬化的部位就會蓄積脂質，尤其是膽固醇。據說這種膽固醇的蓄積，與動脈硬化的進行，同時逐漸地增加，且相反地，卵磷脂等磷脂質則逐漸地減少。儘管如此，卵磷脂也不一定對高血壓有萬能的效果。

原因是，高血壓有時是由腎臟皮質分泌出來的荷爾蒙不平衡所引起的。而且，以普通人而言，這些荷爾蒙正是維持正常血壓的物質。患者若因此一類型而引起的高血壓，則卵磷脂無助於其治癒。然而，在以往臨床實驗的資料上，半數以上的高血壓是起因於膽固醇。

史卡查德博士的堂兄弟們，血壓方面收縮壓爲二八五、舒張壓爲一三五，處於極爲危險的狀態。他爲了抑制此嚴重的鼻子出血，住院一個月。

即使如此，情形仍不令人滿意，結果他出院了。當時的主治醫師宣佈他沒有恢復的希望，認爲無可救藥而放棄治療。

不過，開始食用卵磷脂之後三個月左右就逐漸恢復健康，可以重新回到工作崗位。

此後的一年之間，他的血壓竟然恢復爲收縮壓一六〇、舒張壓一〇〇，以五十九歲的血壓來看，是相當良好的現象。

另外，關於出血性疾病有如下的病例：

威斯康辛醫科大學的亞曼德・J・桂克醫學博士，對出血性疾病實施了大豆卵磷脂的治療。他報告說：這位患者在長達二十一年之間，一直與危險的出血性症狀搏鬥著。但是，開始卵磷脂的治療之後，僅僅二～三週就恢復正常了。

桂克博士另有報告，大意是說：當嘗試另一位患者卵磷脂的治療時，結果更加顯著。

諸如此類的報告結果，被認爲是因卵磷脂之中的凝血成分（維生素Ｋ、Ｐ）的作用及血小板的增血作用而產生的。

其次，作爲針對血液的卵磷脂病例，St. Eriks Hospital：Scand. J. of Clin. & Lab. Inv. 3.82-83（1951）所列舉的病例可以當作參考。

在該醫院，由於調節血液裡的血小板（血液成分中最小的一種，如果這種成分減少了，就容易出血，因爲皮下出血等緣故，到處出現紫斑，另外會引起貧血）之數目的作用在於肝臟，因爲肝臟抽出物（含有卵磷脂）若埋藏於皮下，就會產生使血小板增大，所以考慮使用卵磷脂，對血小板減少症投與此一處方，會獲得好結果。

尤其是實施卵磷脂療法之後，肝功能更呈現出明顯的好轉。

◉病例　1　男性（五十三歲）

重症的肝炎，之後發展爲肝硬化。投與卵磷脂之後，認定血小板的數目增加了，肝功能檢查的結果，並未顯示任何異常，顏面浮腫消除了，斷定一般症狀好轉了。

◉病例　2　女性（五十九歲）

三年之前，皮膚顯現劇烈的出血，經診斷爲血小板減少症。雖仍被觀察到出血，但藉

表15　卵磷脂對於血小板數的效果

		卵磷脂投與前	投　與　後	正　常　値
病症1	血小板數	71,000－99,000	185,000－258,000	血小板數
	白血球數	3,300	5,000	100,000－250,000
病症2	血小板數	16,000－6,900	89,000－160,000	白血球數
	白血球數	3,800	5,800	6,000－8,000

由卵磷脂療法，與血小板數目的增加一同消失了。

病例1及病例2的數值，如上表所示。

近年來卵磷脂相繼被認定具有促進卵磷脂細胞的呼吸、強力地乳化脂質、運送脂質的作用（淨化血液的作用）、生理作用（天然的利尿效果）、促進各種代謝的作用、解毒作用，當作天然的鎮定劑而恢復神經疲勞的作用、增加血液之中的γ球蛋白而阻止感染疾病的作用等等。

或許卵磷脂正好可以說是不紅的血液本身，也是血液的必要物質之一吧。

以營養顧問而知名的安狄·戴比絲女士曾以「爲了保持心臟年輕」爲題演講。從這次的演講之中，不妨摘錄出有關動脈硬化、令人感興趣的部份來看一下。

動脈硬化雖因膽固醇的蓄積而引起，但這種膽固醇是脂肪性、石蠟性的物質，且在肝臟內製造，在體內消耗。

雖因食品之中動物性脂肪的內容而有所差異，但在體內製造的膽固醇約有二百～八百毫克。

排除膽固醇是不可能的，爲了供給肝臟、性荷爾蒙、膽汁鹽、維生素D的原料，反而需要膽固醇。

然而，動脈的壁面被膽固醇所覆蓋，達到血液的流動受到阻止的程度時，不可擱置不管而任其發展。

儘管暫且減少動物性脂肪，攝取低脂肪的純蔬菜脂肪，但仍不高枕無憂。原因是，在體內製造出膽固醇的功能發揮著作用。

因此，戴比絲女士所指名的是卵磷脂。她指出，卵磷脂雖也在肝臟製造，但僅僅如此程度並不足夠，必須再從體外攝取才行。

攝取的卵磷脂，與膽囊內的膽汁混合之後，進入小腸，幫助脂肪的消化。與此同時，將脂肪分解爲大小均勻的小分子物質，發揮均質化的作用。

在戴比絲女士的演講中，爲了證明她自己的主張，曾引用了幾個病歷記錄。並建議每天以大湯匙攝取二～三匙顆粒卵磷脂。她指出說，事實上，曾患有動脈硬化症的郵差等，

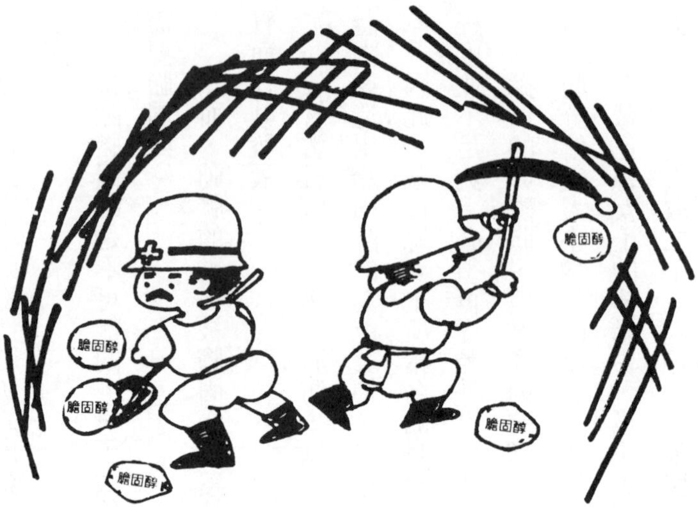

腳已至步行困難程度被帶到了她的住處，而每天僅僅持續以大湯匙攝取三匙顆粒卵磷脂，就可以再度毫無痛苦地步行數英里之遠。

她另一個委託當事人，也是同樣的症狀，以同樣的方法，僅僅六個月就可以重新步行起來。翌年夏天，竟然登上雷伊尼亞山，變得那麼健康。

洛杉磯克萊恩修伍醫院院長、醫學系主任雷司塔・M莫利索博士，在洛杉磯州立醫院擔任研究計劃主任而進行觀察時，發表了如下的報告：

在此，對防止膽固醇頗具效果的藥劑，被選出没有顯現任何反應的十五位患者。首先，爲了減少膽固醇量，雖嘗試減少食物中脂肪的攝取量，但並無法獲得幾個可以理解的結果。

其次，雖然試著去尋求幾種被認爲能減少膽固醇的物質，但是並無法達成所預期的目標。

最後，卵磷脂被採用了，根據此一新物質而來的實驗也開始進行了。他們並未加上其他一切的處方，每天供給六大湯匙的顆粒卵磷脂。然後，一個月實行一次確認血清膽固醇值的血液測驗。

在持續三個月的實驗期間，患者的心情轉好，不會攝取多餘的飲食，連體重也沒有增加。

最終的結果是，在十五人之中，有十二人被記錄著：平均膽固醇減少了二〇％。當博士調查剩下的三人爲何對卵磷脂療法沒有作出反應時，判明三人從前即有肉體上的不調和、感情上的錯亂，是偷偷地服用其他醫藥品使此一實驗流程混亂的結果。

報告説，在此一實驗之中，儘管以前服藥、攝取低卡路里飲食，但膽固醇值仍有一、〇一二的婦女，在開始攝取卵磷脂之後，第一個月血清膽固醇值降低爲三二二，第三個月甚至更降低爲一八六。

以全體十五人來看，十二人的血清膽固醇值平均減少了一五六，且顯示降低四一%，這是應該值得高興的反應。

另外，其中的二人雖有狹心症的殘存癥候，但卻品嚐到連這個癥候也完全消滅的雙重喜悅，同時，出現精力增加的理想結果。

關於這點，莫利索博士說道：

「在過去五十年間被開發出來的食品群中，卵磷脂是最重要的營養補助食品！」

但是，關於膽固醇，蛋類是永遠都成爲話題的食品。雖然蛋黃含有多量的卵磷脂，而另一方面，卻含有多量的膽固醇。

究竟是吃較好呢？還是不吃較好？這個疑問，連學說上也被分爲二派，展開爭論。結果，導致人們認知蛋黃所含有的多量卵磷脂具有降低膽固醇值的作用，「蛋是有害的」的說法完全是無稽之談，成爲一般人的共識。

一個份的蛋黃（蛋全體的六〇%爲蛋白，三五%爲蛋黃）雖含有三〇〇毫克程度的膽固醇，但由於吸收率不佳，充其量只有三〇%左右被吸收，因此實際上被吸收至體內的僅一〇〇毫克左右。這些膽固醇量即使遍及全身的血液，每一〇〇CC血液也僅有六毫克的

表16　大豆卵磷脂及蛋黃卵磷脂的脂質組成成分（％）

磷　脂　質	大豆卵磷脂	蛋黃卵磷脂
乙醯膽鹼	23～30	68～73
	1～2	3～6
乙醯乙醇胺	18～25	13～18
	1～2	2～3
乙醯絲氨酸	3～5	—
乙醯肌醇	14～20	1
乙酚肌醇	1～2	—
鞘髓磷脂	—	2～3
體液素原	—	1
甘油酯	10～17	—
乙醯酸	1～3	—

表17　大豆卵磷脂及蛋黃卵磷脂的脂肪酸組成成分（％）

脂　肪　酸	大豆卵磷脂	蛋黃卵磷脂
棕櫚油酸	17～21	35～37
椰子油酸	4～6	9～15
油酸	12～15	33～37
亞油酸	53～57	12～17
亞麻油酸	6～7	0.5

程度，並無大礙。

即使血液之中的膽固醇有令人擔憂之處，但由於忽然增加爲二十～三十毫克左右，因此，完全是不成問題的數值。

如果連一天吃二十個或三十個蛋之類的非常識性的事情也不敢嘗試，那麼，就完全沒有必要去考慮與動脈硬化發生關聯的問題。

然而，因爲蛋黃含有豐富的卵磷脂，所以沒有令人擔憂的問題（雞蛋之中約三二%爲脂質、約五〇%爲水分、約一七%爲蛋白質)。

在『Let' Eat Right To Keep Fit』一書中,安狄·戴比絲藉用在阿拉美達群體醫學中心的研究報告說:當給予患者相當於從一天三十六個份的蛋黄所攝取的脂肪時,並未顯示超過正常值以上的膽固醇值。

由於卵磷脂的成分一加熱就降低效果,因此,我建議應吃下生蛋。

卵磷脂是食用血液的天然洗潔劑。

血液的淨化,正是「長壽」的秘訣。如果淨化了血液,心臟就會經久耐用。如果心臟經久耐用,就肯爲我們持續工作二百年、三百年之久。

◎荷爾蒙的不均衡

在近代醫學中,荷爾蒙(内分泌)的研究非常受到注目,連國際荷爾蒙學會也在三年内召開二次會議,可見荷爾蒙受注目的程度。

然而,有人會疑慮:荷爾蒙是否會形成癌症?不,相反的,它能治療癌症,且對高血壓有著極大的關係，在恢復年輕上，荷爾蒙是必要的物質，創造美好的身體及容顏的也是荷爾蒙的作用所致。是的，荷爾蒙是給予我們的生活及生命直接影響的非常重要物質。

一提到人類的身體，就立刻想起心臟及胃腸，然而，幫助這些大型臟器順利運行的後援者，正是荷爾蒙。

製造荷爾蒙的內分泌腺（荷爾蒙腺）不同於外分泌腺，不具有導管爲其一大特徵。在此所生產的微量有效物質（荷爾蒙），直接地送入血液之中，影響除了生物體之外的臟器。

人體各器官的調整，一個是藉由神經系統，另一個是藉由荷爾蒙，而在體液上進行調整。

製造的內分泌腺，有下視丘、腦下垂體、上皮小體（副甲狀腺）、唾液腺、松果腺、胸腺、甲狀腺、副腎、胰臟（作爲消化腺之用）、性腺（生殖腺，男性的睪丸、女性的卵巢）、胎盤等等，與外分泌腺一同，體內密密麻麻地分佈著無數的腺體。

這些腺體雖是很小的東西，但只要某一個欠缺了，身體就會變成完全麻痺的狀態。腺體是通過線路而流通，腺體一旦阻塞不通，就會停滯不前。如果停滯不前，即會導

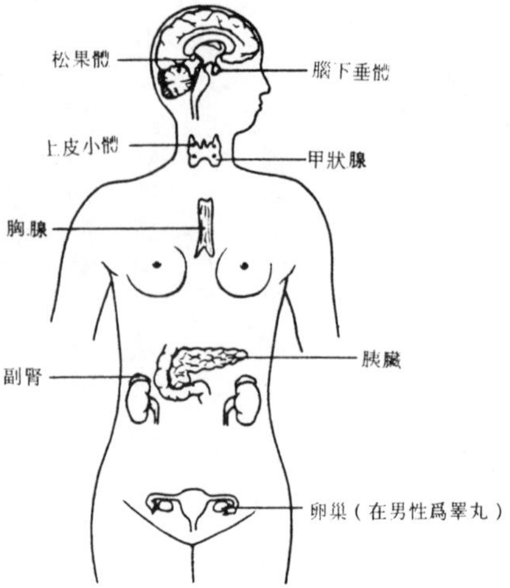

圖28　**內分泌器官的位置**

致重大的狀況。

因爲腺體就某種意義來說有如細小管子般的東西，如果這個管子阻塞不通，排泄物就無法丟棄，必要的荷爾蒙，也無法輸送內分泌液，使生物體的均衡崩壞。

卵磷脂清除阻塞不通的腺體，發揮使所有腺體保持正常的作用。卵磷脂不僅是保全所有細胞裡的神經及腺體系統的細胞組織所必要的物質，而且也是身心龐大活力之最具效果的傳感器（發生器），同時，也被認定是再生器。

受到傷害的神經、枯竭的腦力、衰退的生命腺，藉由卵磷脂，甚至能復元至最大活力的程度。

菲利博士敘述著：卵磷脂的存在，因爲在

神經系統及內分泌腺的細胞構造之中，尤其是有生氣之能量的源泉，所以，愈是多多地攝取卵磷脂，體內的活力就會愈加增大。

當你一旦開始食用卵磷脂，就會察覺唾液的分泌變得旺盛。

這也是因爲，卵磷脂除了其中含有荷爾蒙物質外，卵磷脂的作用賦予各腺體組織的細胞活力，從唾液腺被分泌出來的荷爾蒙代謝作用變得活潑的緣故。從唾液腺被分泌出來之腮腺激素的荷爾蒙，作用於老化的關聯極深之間葉組織，這種作用，有助於活性化、全身的恢復年輕。

順帶一提，日本醫科大學成人病研究所的第一任所長，已故的諸方知博士，發現作爲防止老化的妙藥之用而風靡全世界的「腮腺激素」，獲得文化勳章，也是日本病理學會的最高權威者。

唾液腺有三對，每一對各由耳下腺、顎下腺、舌下腺所構成，除了將消化液由外分泌出來之外，也從耳下腺分泌出給予骨骼及牙齒鈣質的代謝、磷代謝影響，名爲腮腺激素荷爾蒙。

唾液的分泌旺盛，便是每一個細胞都生氣蓬勃的徵兆。唾液的分泌量減少了，如此程度，就是一般認爲的老化現象，一定錯不了。

你年輕時候吃麵包，但卻有不能喝牛乳或水的理由，今天如何呢?唾液的分泌量是老化現象的一項指標。

小孩的尿床、生理痛、生理不順、不孕症、糖尿病、阿狄森症（類皮銅色皮病）、低血糖症、性器發育不全、更年期障礙、巴塞多氏症（突眼性甲狀腺腫）等等，一般認爲都是因爲荷爾蒙的不均衡所致。

頭昏眼花、鈣質代謝障礙、失眠、對性的關心淡薄、焦躁、心理上不穩定，任何一項都是因爲接近更年期、荷爾蒙不斷枯竭產生的典型徵兆。這些徵兆稱爲更年期障礙。

因爲從生殖功能很完整的成熟期，轉變至沒有生殖功能的老年期，其過度期便是更年期，所以四十四歲至五十二歲左右正值此一時期。

達到更年期的年限，受到人種的不同、職業、結婚與否、懷孕及分娩的有無及次數、疾病的有無、飲食及營養的良好與否等因素所左右，每個人都不盡相同。

一到了更年期，就引起排卵的閉止或月經的停止。近年來此一閉經期似乎整體上都延後了，一般認爲，這是飲食生活的改善、女性積極地參與社會，因性生活的觀念而引起的

表18　荷爾蒙失調症

臟器名		荷爾蒙名	過剩症	缺乏症
腦下垂體	前葉	成長荷爾蒙（Somatotropin）	巨人症 肢端巨大症	腦下垂體性侏儒症（成長荷爾蒙）
		ACTH	卡信古病	西蒙茲病（全前葉荷爾蒙）
	後葉	催產素 後葉加壓素		陣痛微弱 尿崩症
唾液腺		腮腺激素		卡貝二氏病
甲狀腺		甲狀腺素（Thyroxine）	哈塞杜氏病	呆小病 黏液水腫
上皮小體		上皮小體荷爾蒙	纖維性骨炎	手腳搐搦症
胰臟		胰島素	低血糖症	糖尿病
副腎皮質		皮質荷爾蒙	卡信古病	阿狄森氏病
睪丸		睪丸素		類宦官症 初老期障礙
卵巢		卵細胞荷爾蒙（雌二醇） 黃體荷爾蒙（孕酮）		性器官發育不全 更年期障礙 不孕症

荷爾蒙分泌等因素所造成的結果。

但是，最近二十歲左右的女性之中，類似於此一更年期障礙，則被認爲是荷爾蒙的不均衡，同時也是營養不均衡所造成的結果。

更年期雖絕對不可避免，但如果攝取適切的飲食、補給營養、活得有目標、擁有積極的生活態度，那麼，將更年期延長十年至二十年左右，也不無可能。

即使更年期來臨了，要避開更年期障礙而通過考驗，也理應

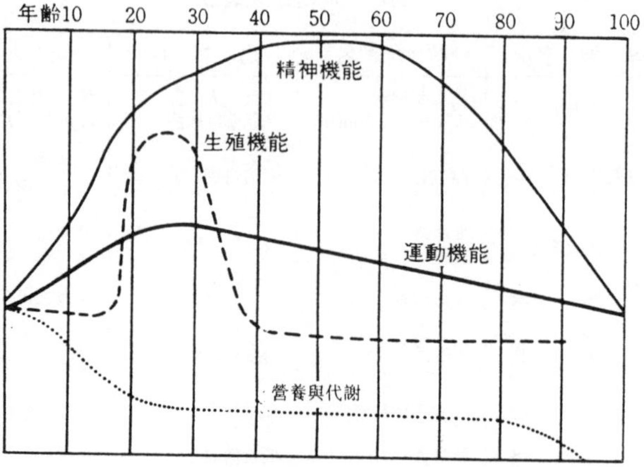

圖29　因年齡而產生的身心各功能的變化

可能。

身體的各種功能雖是藉由自律神經（交感神經及副交感神經）而受到調整，但自律神經一旦欠缺正常、失去均衡，生物體就會不斷地產生各種功能的障礙。這種現象，是所謂的不定期炸彈，別名稱爲自律神經失調症。有時臟器本身看不到異常，對神經系統本身放任不管而使之扭曲，由於有時這甚至會影響到臟器，因此必須注意。這種病症相較於男性約爲一比二的比率，女性患者較多，是從青春期至四十歲左右的世代很容易患的疾病。

以女性的病例而言，與五十歲左右的閉經期所伴隨發生的更年期症狀非常類似。

在月經前及其期間中，荷爾蒙及新陳代謝

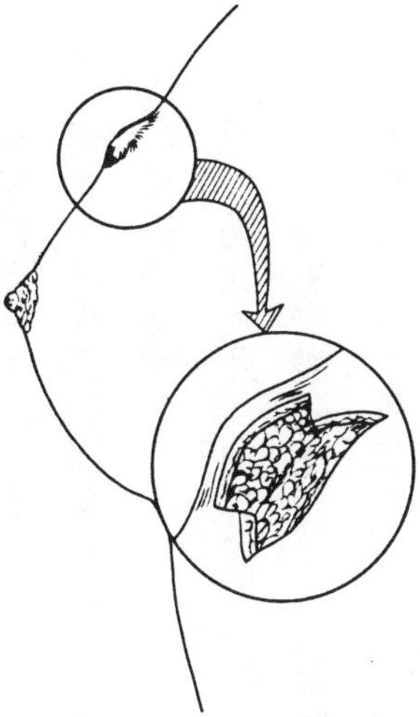

圖30 乳房的纖維腫瘤

產生變化，引起意志消沈、壓力、腹痛、貧血、乳房的過敏感覺、水分停滯、背部疼痛、焦慮不安等不適症狀。逮到順手牽羊的女性時，一審問本人，其中大多數正在生理期前，或是生理期中。據說，這些月經障礙幾乎都是因荷爾蒙的失調及營養的不均衡而引起的症狀。

乳房的僵硬痠痛，也就是被稱爲囊樣變性纖維腫的症狀，雖也是乳癌的徵兆，但大多數的情形，是因身體無法控制雌激素（卵細胞荷爾蒙）的量而產生的症狀。

這種僵硬痠痛，有時會變得疼痛，尤其是月經的周期一來臨，疼痛就變得更劇烈，即使與醫師商量，也幾乎束手無策。

這種乳房的腺纖維，在美國一般認爲，五〇％有生理期的女性，在迎接五十歲的生日之前都會經驗過一次。

雖然並未形成惡性腫瘤，但是如果不去消除原因而放任不管，就會惡化下去。

因爲這是雌二醇及孕酮（黃體酮）的無法取得均衡而引起的症狀（尤其是雌二醇方面變得異常的多），所以有必要藉由攝取富含膽鹼的卵磷脂及維生素E，恢復荷爾蒙的均衡。再者，以吸菸的婦女而言，由於尼古丁會成爲乳房異常組織的成長刺激劑，因此徹底的戒菸是有必要的。

爲了防止流產，而持續服用雌二醇的母親所產下的女兒，有證據顯示導致子宮頸癌及陰道癌的發生率變高。另外，若根據最近的資料，則顯示在更年期障礙的治療上，長期服用雌二醇的女性，罹患子宮癌的風險提高了。不過，因使用雌二醇療法而提高乳癌風險的明顯證據，至今仍無法取得。

然而，爲了防止流產及治療更年期障礙而服用多量的雌二醇，爲了治療不孕症而長期服用孕酮，應該極力避免比較安全。因不孕及流產而煩惱的婦女，藉由攝取卵磷脂而解決問題的例子，有許多資料可以爲證。女性特有的生理期及疾病，幾乎都是因荷爾蒙的不均衡而引起。卵磷脂非常自然地、毫不勉强地爲我們控制荷爾蒙的均衡，的確是「生命之母」。

卵磷脂混合了多量的維生素E之中的强力荷爾蒙物質，例如γ、θ、生育酚等等。

我在執筆寫作本書之際，收到來自北海道（札幌市北區北三十二條四丁目）中年女士熊谷采子的信函。

這封信是來報喜的，她因形成骨盤腹膜炎、摘除卵巢、只剩一個卵巢而不易懷孕，雖有子宮外孕、胎盤無法支撐而導致突發性流產的危險，但一食用卵磷脂約一年左右，儘管是四十歲的高齡懷孕了，仍平安地生下女兒。之後，母女全都健康，一次也未上過醫院。

並且，連不順的生理期也固定在三十天的周期，日期也不錯亂，不會提前或延後，過著愉快舒適的日子。

若根據刊載於美國醫學會雜誌上的報告，則在四十五位一點也不攝取摻入異質植物黃質（黃花色質）的食品的女性之中，有三十七人完全沒有僵硬痠痛的症狀，有七人僵硬痠痛的信號變小了，只有一人看不出變化。

俗語説「便秘有百害而無一利」，有統計顯示：形成乳腺炎的女性，有八五％是便秘者。其中有數十％會導致乳癌，以及因便秘而形成的酸性腐敗糞便會污染血液，使血管收縮，尿毒性的物質帶給體內危險的影響。便秘不僅會破壞荷爾蒙的均衡，甚至，很可能使人喪命。

美國國立癌症研究所（NCI）的尼古拉斯·L·貝特拉奇斯博士指出：破壞荷爾蒙的均衡，是導致乳房疾病的原因。另外，位於美國巴爾的摩的西那伊醫院的羅勃·龍可恩博士說道：如果有維生素E及卵磷脂，那麼即使不動手術也能治癒乳腺炎。

「快眠、快食、快便」是健康的指標，藉由卵磷脂而受到控制，能隨時調整三者的狀況。卵磷脂存在於身體的所有細胞（或者器官）之中。

這也是因爲對所有的細胞及所有的器官而言，有所必要而存在著。

理論上，藉由攝取充分的卵磷脂，可以有助於需要這種物質的細胞或諸器官的重建。一旦這些細胞或器官被修補，卵磷脂就會爲了保持它們的健康而長期給予我們協助。

截至目前爲止，在許多的卵磷脂優點之中，暗示其中九個優點的科學研究被累積起來。以下舉出若干例子：

◎卵磷脂被發現能降低血液之中膽固醇的水準。

◎卵磷脂有助於溶解已經被貯藏於動脈之中的斑點。

◎卵磷脂已知具有除去因脂肪的蓄積而產生的皮膚或眼睛周圍的黃色，或者黃褐色斑點的效果。

◎卵磷脂有助於大多數人降低血壓。

◎卵磷脂有助於提高高齡者的敏捷度。

◎卵磷脂增加血液之中的γ球蛋白，因而有助於阻止疾病的感染。

◎卵磷脂對於肺炎，有助於使免疫性增加。

◎卵磷脂對因某種皮膚障礙而導致的病症，帶來極佳的治療效果。在這些障礙之中，包括濕疹、面皰、乾癬等等。

◎卵磷脂使變得乾燥、皺巴巴，變得脆弱，伴隨著皺紋的老人性皮膚生機蓬勃，讓皮膚柔軟。

◎卵磷脂已知具有作爲「腦部的腳」之用的功能。而且，卵磷脂顯示具有使細胞再生的功能。

◎卵磷脂已知在精神異常者的腦部內，只有正常人的腦部卵磷脂含量的二分之一。

◎卵磷脂也被認爲是性功能的補助劑。距今三十五年前，在印度更被當作因性腺的疲勞而導致的性能力衰退的恢復强壯劑，而加以使用。

◎卵磷脂在生殖液之中含量豐富。由於卵磷脂是在生物體內消耗，因此對男性尤其必要。

◎卵磷脂在爲了控制體重時也被使用。在身體之中，因爲有一些没有必要的重量的部位，所以藉由乳化必要部位的中性脂肪，使之移動，已知有助於體重的分配。

◎卵磷脂已知能促進維生素A及維生素E等維生素類的體內吸收。

◎卵磷脂不僅治療脂肪較多的肝臟，同時也使亢進停止。

◎卵磷脂延長動物的壽命，製造有光澤的毛皮，更加提高敏捷性。

◎卵磷脂借助維生素的附加力量，已知在針對糖尿病使胰島素的必要性減低上，具有效果。

美國的美麗女性作家，作爲營養學家也很知名的諾拉·哈汀，在其著作『Energy』之中，引用尤嘉涅·薛曼尼的著作《性愛使生命持久》，爲了讓人們朝氣蓬勃、保持健康，以如下的十個項目說明性愛的重要性。

1. 性愛調整荷爾蒙的均衡，促進動脈的活性化。
2. 性愛對女性而言，有助於防止老化現象的進行，保持年輕。
3. 性與愛一起帶給人生夢、希望、生活的意義。
4. 性愛使夫妻的生活愉快，給予生活潤澤的活動。到了中年，仍過著獨身生活的男性，有五〇%會導致心臟麻痺，這一點應銘記於心。
5. 性愛有助於防止男性上了年紀之後的心律不整的病症，以及陽萎的病症。
6. 性愛抑制因挫折失敗、慾求不滿而引起的飲食過度、菸酒過量。
7. 性愛有助於降低膽固醇的水準。
8. 性愛使性格溫和，沈著穩定，不致於變得孤獨，帶給人們幹勁。
9. 性愛是作爲心靈及身體的柔軟體操，大有助益的運動。
10. 性愛是解除壓力最經濟的唯一方法。

女性的美麗是苗條的身材比例，以及嬌嫩欲滴、有光澤、有彈力的肌膚。爲了保持美麗的肌膚，或是恢復美麗的肌膚，必須由身體的內側考量如何使自己美麗才行。

爲此，有必要檢查是否由每天的飲食充分地攝取能取得均衡的營養?是否有充足的睡眠及運動？是否懷著精神上的煩惱，使神經疲勞？是否有便秘？是否荷爾蒙能保持均衡？

老化現象的指標，也由體內水分的含有量顯示出來。小寶寶的肌膚嬌嫩欲滴，具有光澤，老人的肌膚皺巴巴的，沒有光澤，可以說是最容易瞭解的例子。

通常，一般認爲小寶寶體重的七〇％是水分，而老人的水分只佔體重的四五％。

皮膚如果乾燥、没有光澤，便是老化現象的開端。

眼睛周邊如雀斑般的東西，是皮膚之下蓄積著脂肪較多的膽固醇所形成的。

雖然卵磷脂被稱爲吃的化妝品，但化妝品之中也加入作爲乳化劑之用的卵磷脂，一點點的雀斑，藉由攝取卵磷脂，幾乎都具有永續性的除斑效果。

水分一旦從體內流失，稱爲「水、電解質代謝」的重要代謝功能就會減退。

如此一來，身體就容易發生老化現象（成人病及老人病的徵兆）。

卵磷脂發揮著如水分與油分的「媒介」作用，爲兩者的結合架起橋樑，拉上紅線。

也就是說，卵磷脂擁有一隻與水關係良好的親水性的手，以及與油質關係良好的親油性的另一隻手。因爲原本水與油已到了成爲彼此互不相溶的程度，所以絶對不會混合在一起。

但是，使卵磷脂混入水與油之中，水與油就立刻混合在一起。這是因卵磷脂的乳化作用而產生的現象，這一點正如已經敘述過的，與製造沙拉醬時蛋黃所產生的作用一樣，蛋黃使醋、水與沙拉油結合在一起，卵磷脂則使水與油結合在一起。

如在體內的水分及油分分離，身體就會變得七零八落、四分五散，無法生存下去。卵磷脂讓體內水分及油分順利地結合在一起。因此，只要攝取卵磷脂，就會發現肌膚逐漸出現光澤，變得嬌嫩欲滴，化妝的效果特別良好。然而，卵磷脂作爲乳化劑之用的效果，會分解、移動體內不必要的脂肪。積存於腹部的脂肪，只要食用卵磷脂，就會被乳化、分解，變得柔軟，腰部也變細，也是因爲這個緣故。

不過，認爲卵磷脂能減輕體重是錯誤的觀念，將必要的重量移至必要的部位，達到均勻的效果，才是本來的目的。因此，舉重選手食用卵磷脂，並非以減輕體重爲目的，而是爲了鍛鍊與肌肉相連之腱的結締組織。

如是以女性來說，基於使腰部變細、藉由荷爾蒙的代謝作用而使胸部變大的自然法則，體內的脂肪有所移動，達到均勻的效果。

每天食用三茶匙的卵磷脂，觀察其效果，就可以發現肌膚及指甲的光澤變佳、臀部及大腿逐漸地緊繃、結實，變成健康又美麗的身材比例。

可是，由於卵磷脂具有天然的利尿作用，會將體內不必要的水分以尿液或汗液的形式排出體外，因此，瘦下來也是很有可能的事情。

相較於不排汗的肌膚，適度地排汗的肌膚，更顯得嬌嫩欲滴，生機蓬勃。

卵磷脂由於能防止細胞的老化、促進荷爾蒙及新陳代謝，使達到微血管的血液循環良好，使汗腺及尿腺的功能活潑，因此，會讓毛孔張開、排泄老廢物、讓肌膚生機蓬勃。

因此，卵磷脂被稱爲吃的化妝品。女性真正的美麗與荷爾蒙有深厚的關係，女性們必須再度確認自己身體內部所湧出的健康美才行。

作爲藥劑之用的荷爾蒙，就像解熱劑或抗生素一樣，雖有時只要使用就會立刻出現效果，但如使用方法錯誤，有時也會招致無法挽救、不可彌補的後果。就成長、發育、代謝等既廣且深的方面而言，花費時間有耐心地調整荷爾蒙，是有必要的。

對於生命的奧秘而言，無法割捨其重要性的荷爾蒙，也不能割捨生命的原點精細胞、卵細胞而單獨思考。生命的基礎物質，被稱爲細胞食品的卵磷脂，正可以說是遵循自然之法則的自然食品。

◎神經疲勞及壓力

根據東京都生活文化局於一九八三年十一月所實施的「有關都市生活的民意調查」，東京都居民每二人有一人感到身體的倦怠及疲勞，健康上也懷有不安。不僅是身體，在精神方面有焦慮、壓力等不適的人也很多，敢大聲坦誠「一切都很健康」的人，只有一二・四％。

自覺症狀最多的是「眼睛疲勞、肩膀痠痛」的人，佔六九・九％，「全身容易倦怠、疲勞」的人，也達到五三・三％。

在精神方面感到「焦慮不安、壓力累積下來」的人，佔四四・九％，「不知為何總覺得心情不開朗」的人，佔四八・七％，「為健康問題開始不安」的人，佔四六・九％，都是令人心情沈重的數字。然而，訴說壓力之苦的人，從二十多歲至四十多歲工作勤奮的年齡層特別多，也成為一大特徵。

完全沒有自覺症狀，認為自己一切都很健康的人，結果只有一二・四％，十個人之中

表19　處於壓力之下時的心理負擔

壓力的原因	
配偶死亡	100
離婚	73
夫婦分居	65
骨肉死亡	63
失業	47
懷孕	40
轉業	39
工作地點的職務調動	36
夫婦爭吵	35
借貸債務	31
戒菸戒酒	24
轉校、遷居	20
睡眠時間的改變	16

有將近九人有某些不適，由報告上得出如此嚴重的結果。

造成現代的所謂「半健康時代」的要因，其一乃出在睡眠時間的變化。

富裕的社會、經濟的成長，使「夜生活」變長。大都會成爲不夜城，直到黎明爲止，霓虹燈閃爍不停，人潮絡繹不絕。連深夜電視、深夜小吃店都應運而生，各種藝術表演及運動競賽也進行至深夜。不僅遊玩的人們是夜貓族，連接受遊玩生意的一方，也一樣被逼成夜貓族。國際航線的飛行駕駛員、長距離的卡車司機、計程車司機、警員、熔礦爐的從業員、考生也被强迫做半個夜貓族，經常睡眠不足。

儘管工作到早上，但卻心想翌日好好地睡一覺大概就沒有問題了，但是，其實這已傷害了身體。

從事夜晚生意的女服務員，卸妝時的臉龐，幾乎都是病懨懨的。

這是因爲，皮膚細胞的代謝幾乎都是在睡眠時間（半夜十一點左右至凌晨四點左右）進行、發生，所以臉色不好、肌膚没有光澤，是理所當然的事情。

人類是太陽系的生物，當身體的節奏（生理周期）與自然的節奏吻合一致時，便是健康的；一旦出現錯亂分歧，便表示必會不斷產生某些障礙。

身體的生理時鐘在各方面雖扮演著重要的調節者角色，但這大致上成爲一天的節奏。體溫、荷爾蒙的分泌，以至於性慾，都遵循著一天一天的周期，運行不悖。

睡眠時間大概七小時左右就已足夠，這一點在任何一個國家都大略相同。白天使用夜晚睡眠期間所貯存的能量去工作，夜晚則鬆弛白天被累積的疲勞，反覆進行活動及休息，形成身體的機制。

況且，可以恢復最大疲勞的睡眠時間帶，爲夜晚十二點至凌晨一點。如果不養成在此一時間帶睡眠的習慣，則身體的節奏就會錯亂失常，新陳代謝也會失去活潑，皮膚、細胞都不會被修復。

一旦持續著無法在此一時間帶得到睡眠的狀態，疲勞就會累積起來，造成神經系統或荷爾蒙的異常，甚至連臟器也產生障礙。

爲了使八十歲時仍生龍活虎，不從人生的崗位退下來，最重要的是，現在就立刻修正這種錯誤失常，使身體配合自然的原有節奏。

關於因壓力及神經疲勞而導致的現代病，由於在已述的各章都提及數次，因此在本章多少有所省略。

所謂的壓力，一般而言對生物體會顯示出有害的刺激，比方說，面對寒冷、面對炎熱、受到細菌、受到燙傷、處於缺氧狀態、被施加麻醉、被賦予毒物等等，全都會導致壓力。或者，精神上遭受極大的衝擊、疲勞累積下來，也一樣會導致壓力。如此的刺激一旦加重，多半情形，副腎髓質的腎上腺素雖會立刻被分泌出來，但這是暫時性的，緊接著副腎皮質荷爾蒙被分泌出來，這表示對壓力的刺激產生反應。此時被分泌出來的副腎皮質荷爾蒙，一旦在必要臟器被消耗，其荷爾蒙量就會減少，這形成一種刺激，使腦下垂體前葉的副腎皮質刺激荷爾蒙（ＡＣＴＨ）分泌出來，這種副腎皮質刺激荷爾蒙，使副腎皮質發揮作用，促進其荷爾蒙的分泌。

然而，因爲嚴重的壓力會提高腎上腺的分泌量，所以會使血液之中的膽固醇值上昇、破壞荷爾蒙的均衡、加諸神經細胞過度的負擔，神經系統的疾病自不待言，也誘發內臟諸

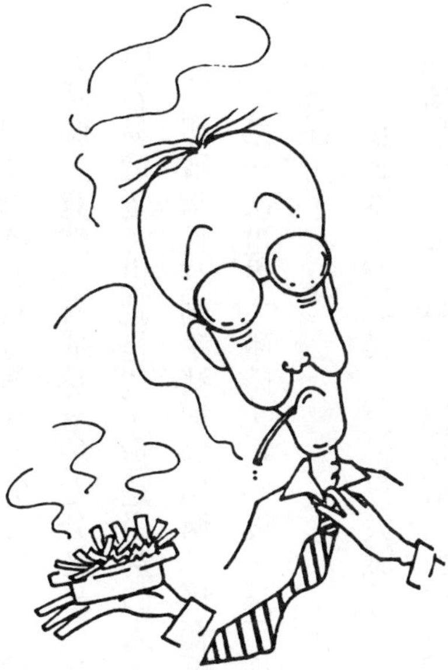

器官的疾病。

卵磷脂取得肉體及精神的均衡，幫我們創造出更爲健康的精神。爲此，卵磷脂被稱爲天然的鎮靜劑。

吸菸有害於健康及美容雖人盡皆知，但戒菸卻是戒除不了的麻煩之一。

我在移居美國的五年期間，雖完全戒菸了，但最近由於工作的關係，滯留於日本的時間變長，不知是因爲與在美國的家人分離、一個人獨居的緣故，還是因爲壓力的緣故，當察覺到時，我已經又開始吸菸了。雖吸菸有百害而無一利，但若是適量的酒及一點點的菸，則有助於壓力的解除。

但是，爲何一吸菸就呼吸困難呢？

吸入氧氣的器官，不消說是肺臟。肺泡的表面是濕潤的，其濕氣溶入氧氣之中，而血液則運送這些氣體。

不過，肺部表面的濕氣一旦不足，氧氣的吸入量就會變少。

由於卵磷脂具有親水性的性質，因此，可用親水性的手抓住水而不放。吸菸者肺部的卵磷脂，竟然只有戒菸者的七分之一。爲此，吸菸的人往往會變得氧氣不足，運動及工作時容易疲倦。也就是說，愈是吸菸的人，爲了防止肺癌，愈是需要卵磷脂。

卵磷脂具有刺激精神的均衡、培養更爲健康的精神、增進安定的感情。

第一次世界大戰時，在印度，爲了恢復空軍士兵的疲勞，集中他們的精神，據說卵磷脂被採用了。

在日本，據說第二次世界大戰時，空軍的飛行員秘密攝取卵磷脂。發生神經障礙的飛機駕駛員讓大型噴射客機墜落在羽田海面的事件，大家應仍記憶猶新。

近來，中年男性的自殺個案增加，年輕年齡層的自殺率反而有減少的傾向。

無論在企業或在家庭，不對自己傾訴的人變多了，一般認爲，要察覺自殺的徵兆並不容易。據說，從春天到初夏，是自殺及精神異常者的多發期。氣候交替的時候，荷爾蒙的均衡崩壞，神經的安定錯亂。

在自殺案例之中，某位五十四歲的主管，自紐約分店店長榮調回國之後不久，就向飛馳過來的火車跳去，自殺身亡。

他是我的親近友人，出版了好幾册暢銷書，在鎌倉建造了附有游泳池的豪邸之後，旋即自殺了。

像這樣在社會上也處於非常優勢地位的人，卻突然自殺的例子，似乎有增加的傾向，令人害怕。

這被視爲成人特別多發的三十五歲至四十五歲的主管級人士身上較多的傾向。

很顯然的是，與中年之肉體衰退的同時，精神上的疲勞累積達到極限，喪失正常的判斷力的證據。

卵磷脂對於肉體、精神的任何一種疲勞，都能賦予平和的輕鬆、安適。

現代所謂「半健康時代」的二個要因，一是運動不足。尤其是社會生活汽車化、機動化的發達等因素，人們逐漸不常使用雙腳。自動電扶梯等文明機器，產生了懶惰的人們，結果，使腰部、腳部變得非常衰弱。無論是國內或國外，長壽村的老人們毫無例外，都是腰部及腳部很强健的老人。

以長壽國而聞名的畢卡巴恩帕及可卞薩斯的老人們，終年持續不斷地步行於起伏不平的山道，努力於農事。

韓國的長壽村三竹面，也有一百零五歲的老婆婆，據説她每一週必定來回於二十七·五公里的道路一趟。

但是，現代的日本人如何呢？即使是一公里遠的地方也搭乘計程車，連到二樓、三樓也使用電梯或電扶梯。

不僅限於日本人，幾乎所有先進諸國，都有此一傾向。尤其是美國，更被認爲是一個汽車社會，而其中以洛杉磯爲中心的加州，因爲像紐約一樣連地下鐵也沒有，巴士也只有某種程度的數量行駛於幹線道路，所以幾乎所有的人都以自家用車通勤，以自家用車上學（高中生以上），且連購物、休閒、渡假……一切全都非車子不行的生活。

自然而然地，腳力退化，因爲運動不足而引起的肥胖及心臟病有增加的趨勢。況且，因爲國情是犯罪率高，所以被迫過著利用車子送貨上門的生活，人人都不太敢出門。我在這種美國社會生活，隔了好久才回到日本來，經常從飯店走到車站，從車站走到百貨公司，僅僅是上下車站的樓梯，食慾就倍增，身體變得非常良好，然而，我發現腰部變細了，儘管只是細了一點點。日本不同於美國，是一個非常安全的國家。一個人獨行的夜晚散步，只要不是年輕的女性，都會很安全。即使不從事慢跑等運動，希望仍應儘可能養成步行的習慣。壓力及老化都因運動不足而導致。每週從事一次以上某種可以令人熱心投入的運動，對防止老化及維持健康是很重要的事情。

有人說「老化是從腳開始」。有人說腳部、腰部强健的人大致上不會變成痴呆。尤其是一向鍛鍊著中腰姿勢的歌舞伎演員及日本舞蹈家，即使是高齡者，卻仍朝氣蓬勃，甚至可以說是生龍活虎！鍛鍊腰部、腳部，不僅有助於防止肉體的老化，也關係著使頭腦不衰退、使頭腦不痴呆。要解除壓力，酒、麻將、柏青哥、賽車、賽馬雖有時也並無害處，但更健康的户外運動，去從事連帶家人在內都能享樂的自行車遠足，或徒步踏青郊遊等等，不也是一個方法嗎？

第五章

卵磷脂的治療效果

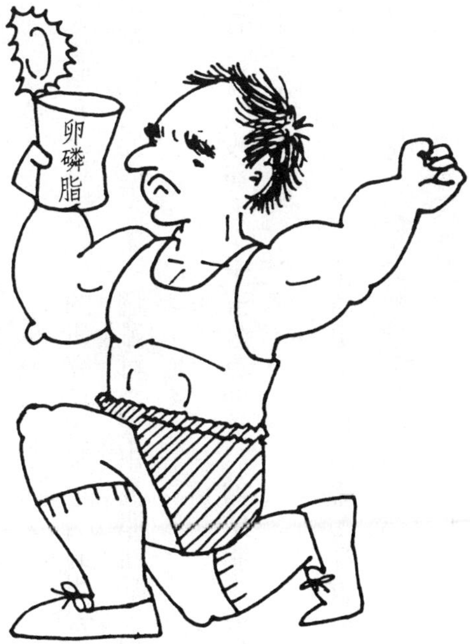

1 動脈硬化症（高血壓、狹心症、心肌梗塞、腦中風）

高血壓、狹心症、心肌梗塞、腦中風等疾病的原因，是以動脈硬化爲中心，每一種各自彼此互相直接影響或間接影響。由於是複合的因素重疊在一起才發病，因此利用投與卵磷脂的治療例子非常多。

以下第一圖至第四圖，是根據熊本大學體質醫學研究所的研究員宮尾定信的報告。正如看這四個圖表就可以一目瞭然的，動脈硬化的原因，第一個雖可以舉出高脂血症，但持續性的高血壓也成爲原因之一。

宮尾研究員對四例本態性高血壓患者，每天投與五～十五公克的大豆卵磷脂，並持續了四～六週，如圖所示，所有病例都獲得有效的結果。

然而報告說，在此一實驗之中投與最高不超過六週，藉由更進一步的繼續性投與，使高脂血症及脂肪蛋白的異常正常化，保持此一狀態，對預防或治療動脈硬化頗具意義。

其次，介紹大阪大學醫學系研究員王子喜一的臨床實驗。

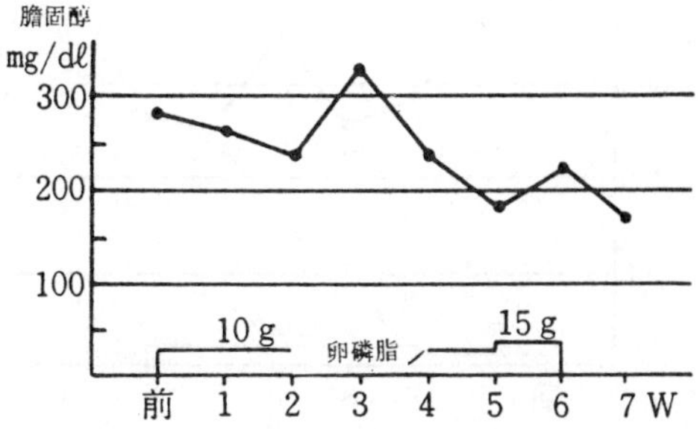

圖31 No.1　48歲♂本態性高血壓兼糖尿病

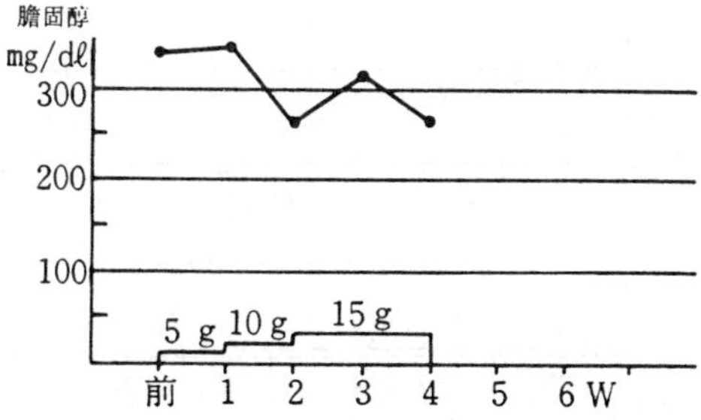

圖32 No.2　61歲♀本態性高血壓兼糖尿病

根據報告，血清膽固醇量與動脈硬化症有著密切的關係。動脈硬化部位的脂質（尤其是膽固醇）一旦蓄積下來，這些膽固醇就會隨著動脈硬化的進行而一同逐漸地增加，磷脂質（卵磷脂）反而減少了。

就動脈硬化症而言，不僅是動脈硬化部位，就連血清相對於磷脂質（卵磷脂）量的上升，膽固醇量也大都上升，在該臨床實驗的例子之中，也有同一傾向，尤其

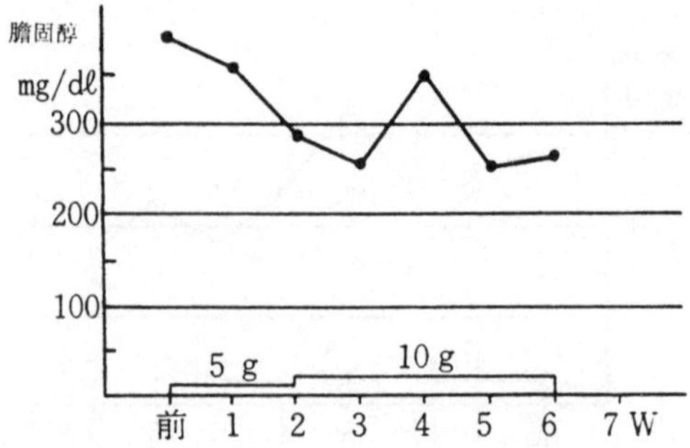

圖33　No.3　59歲♀本態性高血壓

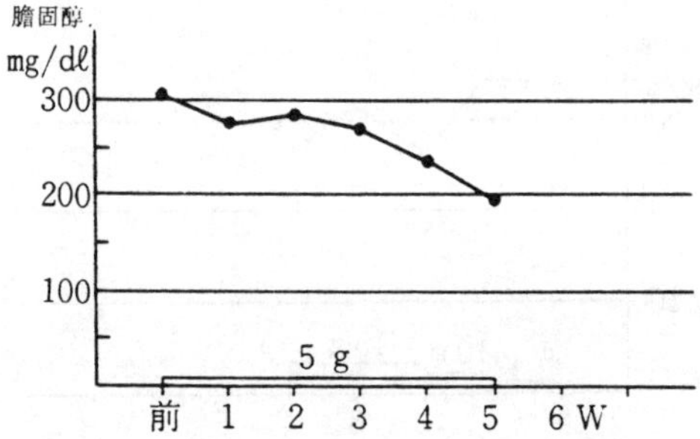

圖34　No.2　51歲♂本態性高血壓

是動脈硬化症患者身上更爲顯著。

在該臨床實驗之中，當也讓數例動脈硬化型高血壓患者，連續數日服用六公克的卵磷脂時，可以看出自覺症狀好轉了，進而，確認血清膽固醇降低了。

另外，根據新潟大學醫學系的研究小組有如下的報告：

由動脈硬化症的患者選擇血清之中總膽固醇超過250mg/100CC的五例患者

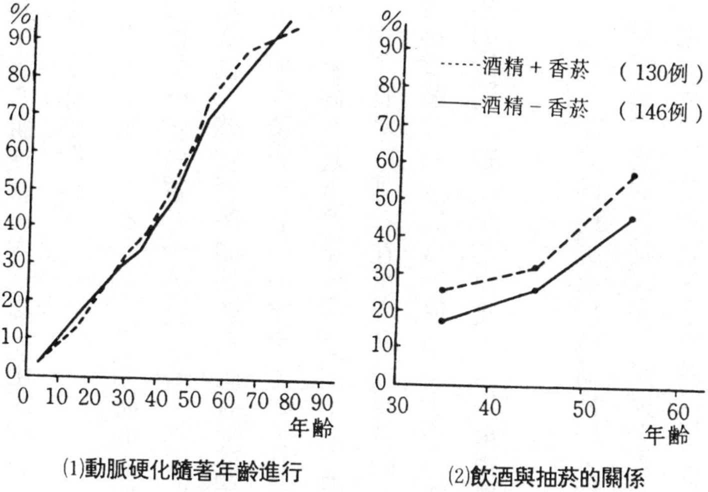

圖35　關於動脈硬化的統計資料

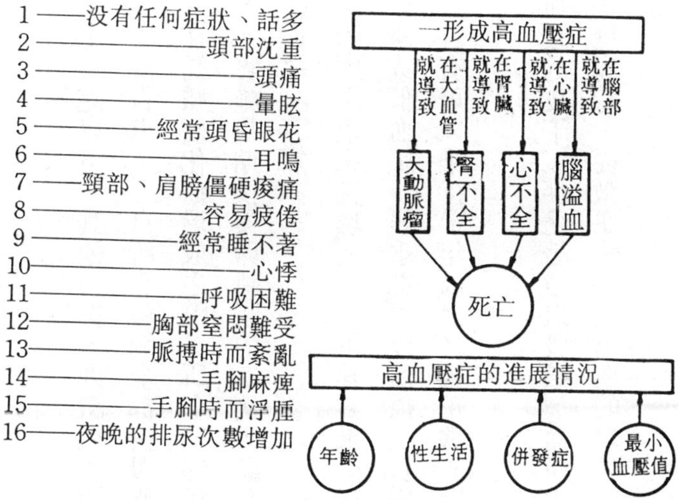

圖36　高血壓的人自覺症狀

（其中，心肌梗塞一例、腦軟化症一例），每天各投與五公克的卵磷脂，持續服用一個月以上，並加以觀察。

飲食方面，只有一例限制脂肪的攝取量在二十公克以下，其他四例，則讓他們攝取正常的飲食（蛋白質八十公克左右、總卡路里爲二千四百卡）。自所有病例全都投與卵磷脂一週之後，總膽固醇開始顯示出有降低的傾向。在動脈硬化症形成之際，所上升的膽固醇（C）與卵磷脂（P）的比率（C／P）也下降。實施長期投與卵磷脂的二例，顯示血清之中總膽固醇超過400mg/100CC，血清總膽固醇幾乎變成正常了。

除了日本以外，在世界各地早就開始將卵磷脂應用臨床實驗上，給予其結果很高評價的杏雲堂醫院的橫田良助醫學博士說：無論高血壓或低血壓，幾乎都可以治療。長期連續服用卵磷脂，變成正常血壓，一切都很穩定時，具有可以維持半年以上之久正常血壓的傾向。

另外，眼底的動脈情形轉爲良好，被稱爲血袋的皮下，伴隨著微血管破裂而產生的浮腫，被稱爲魯恩貝爾迪現象，是完全不會在壓迫皮膚時，從微血管發生出血的現象。也就是說，暗示著甚至連微血管也變得强健。

橫田博士進而指出：即使費盡千辛萬苦攝取卵磷脂，變成正常的血壓，一旦超過半年怠忽於攝取卵磷脂，血壓就會再度地不穩定。

他還說心臟病患者的心臟雖擴大了，但一旦投與卵磷脂，就會恢復至健康人之心臟的大小（握拳時的大小）。與此同時，心臟中的雜音逐漸變小了，甚至也會消失不見。

而且，伴隨著心臟病而來的心悸、呼吸困難、頭暈目眩、容易疲倦等自覺症狀，以及心肌梗塞、狹心症、腦貧血等心臟病症狀的發作，也逐漸不再發生。

他又說，有一疲倦就睡覺之習慣的人，也開始提高作業效率，可以長時間工作起來。

在美國，心臟疾病常被認爲多半會伴隨著血栓等梗塞症狀。在日本則多半會伴隨腦軟化症等症狀。在美國，由於攝取多量的動物性脂肪及蛋白質，因此，肥胖等因素而引起很多心臟過度負荷的情形，成爲心臟疾病的元凶。在日本一般人都懷疑：心臟疾病是不是因攝取鹽分較高的飲食，以及酷使頭腦等因素，引起過度勞累而產生的？

產生血栓，雖是因爲血液凝固的緣故，但海德堡大學教授K‧馬帝斯發表報告說：雖一攝取脂肪食物，血液凝固系統的酵素就活性化起來，但只要事先給予卵磷脂等磷脂質，便可阻止血栓的產生。

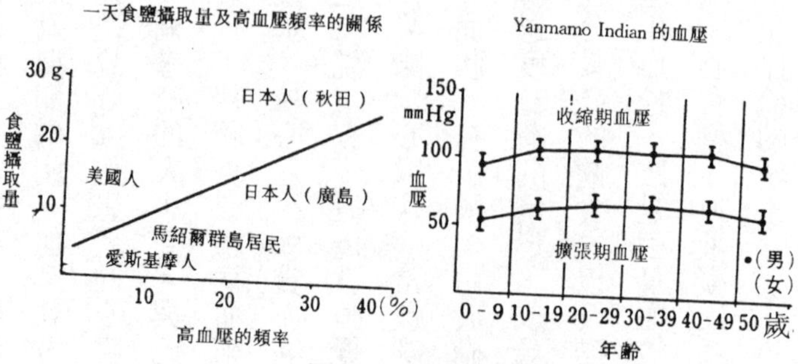

圖37　食鹽與高血壓

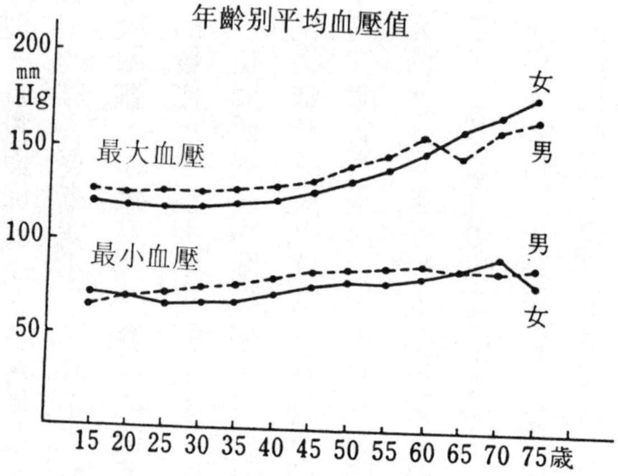

圖38　血壓與年齡

卵磷脂具有防止血液的脂血化、澄清血清的作用，是很明顯的。

一般認爲，心肌梗塞是狹心症的重症。每個月平均發作約一次的比率，即可稱爲有狹心症的宿疾。一位東京的小堀先生因狹心症的老毛病發作，被用救護車送到醫院。他是對有關維生素及礦物質的學識、經驗很豐富的人，但令人感到意外的是，他也經常食用健康食品類，因此嘗試攝取卵磷脂。

他開始攝取卵磷脂已近二年左右，狹心症一次也未再發作，過著愉快舒適的日子。

另外，因肥胖所導致的心肌梗塞而苦惱的神奈川縣大和市的富澤先生，開始嘗試不吃早餐的限制飲食療法，雖也請醫師診治，但絲毫沒有恢復健康的預兆。因此，當嘗試攝取卵磷脂僅僅一個月，體重就減少了七公斤之多，心肌梗塞的症狀已完全消跡匿影了。

心臟病的發端，是心內膜炎。這種症狀，主要是因來自幼兒期所發生感冒的慢性症狀，亦即過敏症而引起的。由於過敏症，血管內壁細胞的傷痕產生斑痕組織，形成動脈硬化的起因，而這種硬化症狀，容易在心臟瓣膜附近產生，成爲血液循環的障礙、心臟雜音的原因。

藉由卵磷脂的攝取，心臟瓣膜口的雜音變輕、消失……。

卵磷脂具有治療斑痕組織、使其消失的效果。已硬化的部份，由於引起血液循環障礙的關係，雖成爲狹心症、心肌梗塞的原因，但卵磷脂爲我們防止這兩者的發作。

腦中風裡，分別有腦部動脈破裂的腦溢血，以及以腦動脈的血液凝固，凝固的血塊不斷地流動，阻塞血管的腦血栓爲主的腦梗塞等類型。

無論哪一種類型，都是起因於動脈硬化，且硬化容易在趨於嚴重的腦部細動脈部位産生。愈是細動脈的硬化部位，傳達脈搏的速度就愈緩慢，血液也愈不容易流動。如此的血液緩慢循環及停滯，促進血液的凝固，成爲血栓的原因。

膽固醇、β脂肪蛋白質等脂質增加的高脂血症，也使血液變得黏答答的，成爲血栓的原因。黏度愈高的人，表示血液之中脂質的濃度愈高。

卵磷脂具有將如此發黏的血液乳化、分解成清爽狀態的作用。

在此，試著引用横田博士針對腦中風之後遺症的治療實例。

一位因腦中風而産生語言障礙的六十歲男性，在初診之前的八天之間，持續著失語狀態，只能以手語表示意思，連舌頭等處也有麻痺現象。

當給予麻痺最高壓超過二百毫米的患者卵磷脂時，翌日開始，他突然可以清楚地說出話來，連嘴邊的知覺麻痺也突然地變輕了。

腦中風之後，一般認爲，經過一年以上之久的運動障礙、麻痺要使其恢復，是幾乎不可能的。然而，横田博士說：藉由卵磷脂治療發作後一年半所產生的後遺症，腳部的運動障礙半年内就痊癒了，隨後連腳部的知覺麻痺也在八個月内就完全消失了。

另外有報告說，因腦中風而陷入右側半身完全麻痺、昏睡狀態的二十四歲女性，藉由在流質食物之中混入卵磷脂，從鼻腔注入等卵磷脂的連續使用，三個月之後，已完全恢復至可以完成針線活、背著幼兒步行前來答謝的程度。

關於膽固醇，雖已在本書的「血液的不淨化」一項叙述過，但在此根據各國學者的報告，從《邁向健康時代的黎明》之中摘錄出内容：

H·D·K·R·西恩潘一給予家兔卵磷脂，就抑制其過膽固醇血症，減少實驗上的動脈硬化症的發作。然而，報告上說：僅僅是卵磷脂之中的一種成分膽鹼，並不像大豆卵磷脂那麼有效。（一九四二）

T·P·B·貝恩一組人報告說：動脈壁上有膽固醇沈澱，原因並不是過膽固醇血症，而是起因於膽固醇變得無法作爲安定的懸浮液，而卵磷脂則有助於使膽固醇作爲如此安全的懸浮液。

G・R・赫曼博士針對過膽固醇血症、動脈硬化症的實驗及臨床上的研究爲基礎進行研究，得出報告說：卵磷脂的成分及被視爲合成此一成分的肌醇、膽鹼、蛋氨酸及肝油抽出物能治癒肝、腎的脂肪變質，對於動脈硬化是有希望的手段。（一九四七）

西恩潘、特洛亨二氏報告說：針對一百二十二個正常人，讓他們大量地攝取含有許多動物脂肪（尤其是含有很多膽固醇的肝、腦）的食物，其中，當每天給予九十九人卵磷脂時，實驗對象群的二十三人，雖被確認血液之中膽固醇過高，有過膽固醇症的傾向，但給予卵磷脂之九十九人的七五%，確認血液之中的膽固醇量很少。（一九五二）

馬賓、夫雷狄里克兩位教授報告說：大豆之中含有治療動脈疾病、動脈硬化的特定物質，進而在加州大學報告說，這種特異的物質存在於大豆脂質固醇之中。

萊斯達博士則報告說：動脈硬化本身的原因，似乎是經年累月含有卵磷脂的三種維生素（膽鹼、肌醇、生物素）特別不足。只要使用這些維生素，動脈硬化就會不斷地轉好，膽固醇從動脈壁被除去，血壓不斷地恢復正常。然而，此一期間不只需要數個月，而是一年多。

在漢堡召開的德國生化學學會上，發表報告說：在從金賽大學的生化學教授至動脈硬化的預防及治療上，維生素A及膽鹼（卵磷脂）呈現出卓越的作用，雖一旦維生素A不足，脂肪就會蓄積下來，雖只要給予維生素E，血管壁的脂肪就明顯地減少，但維生素A的效果未達到動脈的深部，只要給予膽鹼，就會使引起此一深部結締組織的病變退卻。

2 肝臟病（肝硬化、急性肝炎、慢性肝炎）

肝臟病的主因，雖有學說主張是酒精的攝取，但實際上，不喝酒的孩童及婦女也多發此病，此一學說就不能說是必定正確。動物性食品及被精製的食品的過度偏食、運動不足、壓力也成爲助長肝臟病的因素。

不過，如在一定期間飲用某程度以上的酒（以日本酒來說，是三合以上，約〇・一八公升），則幾乎毫無例外地，會看得見肝臟上有脂肪變質的現象。此一狀況如果更進一步地發展，那就會形成酒精性肝炎，其慢性化不久之後將形成重症，轉變爲肝硬化。

並不僅是肝臟的傷害，喝多了酒也使胰臟造成障礙。也就是說，酒也成爲急性胰臟炎及慢性胰臟炎的誘因。

酒精性使胰臟炎慢性化，假若擱置不管，任其發展，胰臟就會生出結石。

一旦在慢性胰臟炎看得見胰臟結石，就會引起脂肪性下痢，甚至也會開始引起糖尿病。

肝臟是人體之中最大的器官，即使與腦部相提並論也不爲過，兩者都是擔任最精密工作的重要器官。

由腸而被吸收來的營養物、氨基酸、葡萄糖、果糖、脂肪等等，全都是從賁門被運送至肝臟，在肝臟將這些營養物加以分解、使其再生、發揮解毒的作用……多采多姿的活動在運作著。

使變成不必要的荷爾蒙非活性化，合成使用於構成組織的氨基酸。進而將蛋白質分解出糖分及脂肪，貯存起來作爲熱能，數千種化學反應立刻以秒爲單位反覆地進行著。以在脂肪的消化上，必要膽汁爲首，包括卵磷脂、膽固醇、除去組織廢棄物上所必要的蛋白質、凝血所不可或缺的凝血酶原，以及其他無窮無盡的酵素在內，都是在肝臟製造出來。

以下從美國著名營養學家安狄·戴比絲的著作，摘錄記述有關卵磷脂及肝臟的一部份，來加以介紹。

實驗用的老鼠一旦陷入膽鹼不足的狀態，二～三小時以內脂肪就會開始蓄積於肝臟細胞之中。很快地，細胞就發炎，不斷地腫脹起來。而且，在脂肪上引起充血的現象，血液及淋巴液的流動被阻斷，細胞逐漸地被脂肪填滿了，大多數細胞因此而破裂。如此一來，一旦缺乏卵磷脂，大多數的肝細胞就會產生傷痕。

此一現象，動物與人類都是一樣，可對應於致命的肝硬化。只要能在早期給予卵磷脂，肝臟便可再度恢復健康。蛋白質、維生素C、維生素B群，尤其是卵磷脂及維生素E很豐富的飲食，會加速肝臟的再生。

人類的情形與動物並無不同，損傷的肝臟及肝硬化，只要明顯地改善飲食，就會急速恢復正常。因爲以精製的碳水化合物爲主而過生活，所以蛋白質非常不足。關於此一問題，有十二人被選爲對象進行研究。其結果，被證明一事：肝臟的脂肪過多，成爲從輕症至重症的各種腹痛、器官擴大的原因。而攝取蛋白質豐富、補充了卵磷脂、蛋氨酸及維生素B_{12}的飲食之後，連原本爲重症的患者，也在六週以內恢復了，而判明恢復與否，是以每週實施的診斷及許多測驗得出的答案，通常答案都是肯定的。一般而言，給予卵磷脂的人，遠比給予維生素本身恢復得更快。這是因爲，維生素會因某種腸的細菌而受到破壞。

橫田良助博士以「藉由卵磷脂，糖尿病、肝臟病、心臟病都治癒了」爲引言，投寄給主婦之友社所發行的《我的健康》一篇稿子，內容如下：

膽固醇的過剩，雖成爲肝硬化的原因，但此時相對於膽固醇值的卵磷脂，也成一大問題。膽固醇雖然僅在動物的體內被製造著，是植物所没有的物質，但是，卵磷脂卻從植物的種子（胚芽）及油產生最多量的此一物質。

一個普通的孩童，雖相較於體內的膽固醇值卵磷脂值更大，但隨著年齡的增長，此一比率反而逐漸地逆轉過來，膽固醇值愈來愈增加。

如果膽固醇值與卵磷脂的比率是適當的，那麽，這兩種物質就會互相結合，成爲名爲類脂質的流動體。但是，由於膽固醇一旦增加就會變成結晶體，因此，膽固醇值相較於卵磷脂，愈是增加，新陳代謝愈是趨於緩慢。一旦情形更進而發展下去，就會引起細胞的老化及脂肪變質，最後，終至發展成肝炎及肝硬化，而且，使動脈硬化更加惡化，使對於疾病的治癒力衰退，產生衰老的諸種症狀。

一九五五年左右，當美國流行服用卵磷脂時，聽到對高血壓等疾病具有非常驚人效果

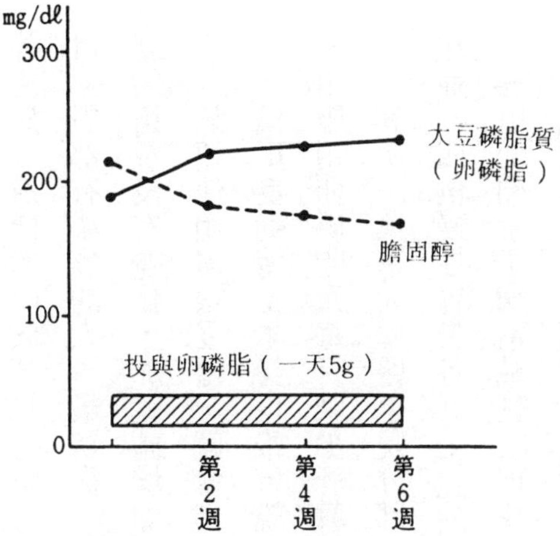

圖39　帶給脂肪代謝的影響

的見證，於是，我也試著使用於臨床上的治療。

首先，使用於高血壓患者，在不到二個月之內，血壓就變成正常。此一正常的血壓，在停止服用卵磷脂之後，仍持續了將近半年之久，連對於全身的恢復年輕、各種成人病都顯現出效果。除此之外，對腦溢血及心臟病也很有效。

在現代的飲食生活之中，卵磷脂每每不足，反而引起膽固醇的過剩，成爲成人病及體力衰退化的要因。一服用卵磷脂，食慾及消化力就提高，唾液開始充分地分泌出來，臉色變好、體力大增。

開始食用卵磷脂時，應一邊慢慢地使身體

習慣，一邊不斷增加用量。假使突然地大量食用，給予胃腸刺激，則對人而言，胃就會積存食物而不消化，一直停滯在那裏，有時會引起腹部發脹、胸口鬱悶難受、胃腸病、下痢等疾病。這樣的時候，只要暫時中止服用，減少用量，恢復之後再一點一點地增加用量即可。胃部有潰瘍的人，最初從一勺耳挖勺子的程度開始，觀察一週至十天的情況，如果胃腸的情況沒有變化，那就請增加用量。

只要使用得很妥當，就會具有增進健康、防止老化、返老還童的效果。

橫田良助博士本身也報告說，歷經十年以上，肥大化已達到肚臍程度的肝硬變，也是藉由服用卵磷脂而每月減少肝臟肥大的程度，肝臟變得柔軟了。

其次，東京大學醫學院分部的安藤、飯島、齊藤、中村研究小組，每天給予六例肝硬化症、四例慢性腎炎各五公克的大豆卵磷脂，經過連續投與四～六週的結果，病例的四〇%以上顯示了病情減輕的現象。

利用B·S·P試驗，固開爾試驗（每一種都是具代表性的肝功能檢查法），改善率很高。尤其是四～五週以後，更爲顯著，在肝硬化症與慢性腎炎兩症上並無差別，再者與浮腫的有無也無關係，都可奏效。藉由大豆卵磷脂的投與，確定了血清之中總膽固醇的降低及卵磷脂的增加。

除此之外，德國的G·希特勒報告說：在四十四個病例之中，對肝臟疾病（急性肝炎、慢性肝炎）的患者投與卵磷脂，自覺症狀的改善自不待言，連從臨床檢查成績方面也確定了：因肝疾而引起的血液混濁現象消失了，諸種肝功能也恢復了。

3　腎臟病

最近腎臟及腎變病（腎硬變、腎萎縮）的患者，甚至連幼兒的病例也增加了。就大人而言，進行腎臟透析（洗腎）的人也多了。

今天的高蛋白食品，富含必須氨基酸的苯丙氨氯酸，以及從這種物質產生的某種物質，是引起出血性腎炎的原因。

卵磷脂中成分之一的膽鹼，已知具有防止因此一物質而引起的出血性腎炎的作用，被加入維生素B群之中。

已知大豆卵磷脂可以使腎臟病患者的血清膽固醇值降低，促進腎功能及尿腺的功能，具有天然的利尿效果。

安狄·戴比絲就腎臟病作出如下的報告：

一給予動物膽鹼不足的餌食，便可形成實驗上的腎炎。此一情形，腎臟的毛管線圈受到傷害，引起劇烈的出血，血液之中的卵磷脂變成遠低於正常以下，膽固醇及脂肪被蓄積得過多，爲此，循環受到抑止，尿液的形成減少了。

而且，尿液之中的蛋白質（清蛋白）大量地流失，其結果，引起水腫。利用維生素B_{12}、葉酸或氨基酸（蛋氨酸），雖可以治癒這種水腫現象，但能阻止出血的，唯獨膽鹼而已。

當被賦予高卡路里食品，尤其是酒精或精白糖時，膽鹼的必要性明顯地增加，而腎臟損傷則一直趨於嚴重。

如果飲食同時降低蛋白質及膽鹼的含量時，如此急性的水腫障礙，就會波及消化器官、循環器官及其他肉體上的功能。

膽鹼的缺乏雖也會傷害肝臟，但腎臟病早在肝臟損傷被發現以前就先發病。

一在餌食之中加入膽鹼，在實驗上被創造出來的腎炎就迅速地恢復，而未被賦予膽鹼的小牛，因爲劇烈出血的緣故，七天以内就死亡了。然而，即使是相同的餌食，到第六天，被賦予一千毫克膽鹼的小牛，顯示出在二十四小時内，就有强烈恢復正常的現象。

一旦與膽鹼一起給予小牛肌醇，亦即給予卵磷脂，就遠比只給予膽鹼時更具效果。

從這些實驗，雖能瞭解充足的卵磷脂是腎功能所必要的物質，但由於從腎臟出血也能得知，膽鹼（卵磷脂）或維生素的缺乏也成爲出血的原因，因此，在作出腎臟病診斷的瞬間，應該同時一起攝取多量的卵磷脂及維生素C，如果尿液之中摻混了血液，那就應該立刻增量更多。

接著，請參考新潟大學醫學院内科的臨床病例。

病例1　女性（二十三歲・腎變病）

當初因下肢引起浮腫而來醫院，雖施行了副腎皮質荷爾蒙療法，但並無效果，腎功能逐漸地減退，血液中的膽固醇則顯著地增加，因此，嘗試了氨基酸製劑及其他製劑，但仍然一樣没有效果，於是才開始投與大豆卵磷脂（一天投與量爲五公克）。

到第五天，血液中的脂質量約減少一千五百毫克之多，亦即由3860mg/100CC減少爲2355mg/100CC。持續服用二個月之後，雖一度中止，但全無副作用，不過，食慾增進了不少。

病例2　女性（三十三歲·腎變病）

由於腎變病的關係，引起明顯的浮腫，連要打開眼睛也辦不到。雖然藉由利尿劑及其他的療法，浮腫消失了，尿蛋白也減少了，但血清脂質及膽固醇依然呈現出很高的數值，蛋白成分的異常也無法改善。

因此，每天開始投與卵磷脂各五公克之後，雖第二週並無太大的變化，但到第五週，脂質、膽固醇已明顯地減少了，蛋白質的異常也逐漸地好轉。治療二個月以後，膽固醇值、血清蛋白成分全都恢復正常了。

所謂的腎變病，是指浮腫加劇、尿液裡產生許多蛋白，結漿蛋白變少，同時，結漿中的脂肪增加，呈白色而混濁的症狀而言。

在幼兒方面，雖也有原因不明的腎變病（真性類脂質腎變病），但以成人的情形而言，多半是作爲慢性腎炎過程中的一個時期而呈現出的病症。再者，梅毒、結核、瘧疾等慢性感染症，糖尿病、妊娠中毒、代謝異常等代謝方面的病症，有時也會發現腎變病的例子。

由於卵磷脂具有天然的利尿作用，因此會隨同汗液及尿液將細胞內的不必要組織排泄出去，然而，卵磷脂是天然的食品，並不像利尿劑那樣將鉀鹽沖失，即使多量而常用，也沒有任何副作用。

4 糖尿病

◎一千萬個美國人罹患糖尿病，其四五％並未察覺自己的疾病。

◎糖尿病的患者在心臟病發作的危險率上，高出非糖尿病患者一倍。

◎在美國，糖尿病佔失明原因的第一位。每年有五千個人因糖尿病而導致失明。

◎患有糖尿病的孕婦，每年造成三萬個嬰兒死亡的危險，生下帶有障礙的嬰兒，使嬰兒產生呼吸器官的障礙，成爲未成熟兒，造孽出如此各種健康上的問題。

◎糖尿病患者導致腎臟病的機率，高出非糖尿病患者的十七倍之多。幼兒之中的糖尿病患者，半數會在二十五歲之前就因腎臟功能的障礙而死亡。

◎在美國，糖尿病爲死亡原因的第三位，糖尿病的餘生只有非糖尿病患者的三分之

一。（根據Aviation Medical Bulletin, August 1982）

就連在日本，被認爲第二次世界之前完全沒有病例的糖尿病，在今天甚至波及至幼兒身上。一般而言，疾病愈是年輕就愈容易治療，但是，由於幼兒的糖尿病是頑固而容易併發腎炎的，因此絶對不可輕忽。

德州的戴特里克博士在一份以卵磷脂治療衆多糖尿病患者的結果報告中叙述説：糖尿病患者藉由食用卵磷脂，數週就不再需要胰島素，恢復至普通的飲食生活，全無禁忌。卵磷脂一不足，分泌胰島素的胰臟功能就減退，成爲誘發糖尿病的原因。

正常人在進食之後血液中的糖（G）量增加，並且胰島素（I）從胰臟分泌出來。胰島素一達到細胞，就觸及位於細胞表面的受容器。如此一來，細胞的門户大開，糖被送入細胞之内。然後，貯存於細胞之内，或是作爲熱能而加以燃燒。

但是，儘管因進食而使血糖值上升，但由於胰臟一不進行胰臟的分泌，細胞的門户就不開，因此糖仍無法進入細胞之内。因爲糖若未被送入細胞之内，便會作爲熱能而貯存起來，無法加以燃燒，所以變得容易疲倦，精力不斷地消失。

細胞的膜内若有充分的磷脂質（卵磷脂），則細胞膜的自動門便打開，爲我們輸入糖

正常的人

在進食之後，血液之中的糖(G)量一增加，胰島素(I)就會從胰臟被分泌出來。胰島素一達到細胞，就接觸位於細胞表面的胰島素受容器。如此一來，細胞的門户就大開，被納入糖質或細胞之內，然後，被儲存於細胞之內，或者作爲燃料燃燒掉。

類型Ⅰ的糖尿病患者

儘管因進食而使血糖值上升，胰臟仍未執行胰島素的分泌。因爲沒有胰島素，細胞的門户便打不開，所以糖質無法進入細胞之內。
對於類型Ⅰ的糖尿病，必須被注射符合血糖值的胰島素才行。如果胰島素的注射量過多的時候，糖就會從血液之中劇減，招致昏睡的狀態。

類型Ⅱ的糖尿病患者

類型Ⅱ的糖尿病患者的血糖值，是因爲過度飲食而致處於高水準，爲了處理這些多飲的糖質，胰臟便分泌多量的胰島素。然而，肥胖者一般而言都喪失了細胞的胰島素受容器，而數目也很少，令人訝異。因此，細胞對於胰島素不太有所感應，結果，細胞的門户只是稍微打開一點而已，就此意義而言，細胞所必要的程度的糖質也未被攝取進來。
類型Ⅱ的糖尿病患者也一樣，儘管自己本身分泌多量的胰島素，但卻必須實施胰島素的注射才行。
因此，非得增加胰島素的量，克服細胞的不感應症不可。

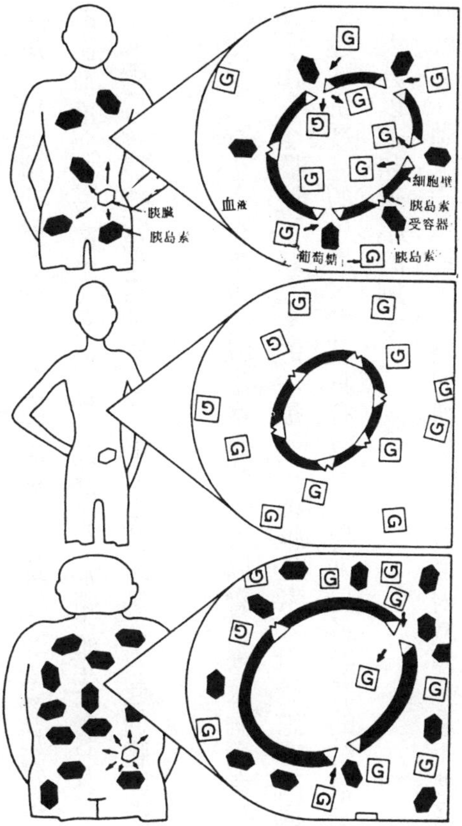

根據 Let ' s Live 1982轉載而來

圖40

質。卵磷脂也被稱爲看門人（門房），具有吸收對人體而言必要的物質、排泄不必要物質及老廢物質的功能。

以下從截至目前爲止屢次引用過的安狄·戴比絲的著作『Let's Get Well』的第九章，介紹有關卵磷脂及糖尿病的要旨。

在名爲「糖尿病並不一定是永續性的」這一章中，她指出：雖明知糖尿病患者事實會維生素B_6不足，但要解明關於此一疾病的許多神秘性，非常麻煩費事。可以將糖尿病之中象徵性的高血液脂肪及高膽固醇減低的卵磷脂，如果維生素B_6及鎂不夠充足，那就無法生產出來。因此，這些營養素的缺乏，形成因糖尿病而引起的膽固醇併發症的一部份原因。

當每天給予三百～六百單位的維生素E時，可以看出糖尿病患者有明顯的恢復現象，大多數人顯示出完全擺脫了胰島素的治療。這種維生素，對於患有因糖尿壞疽及其他動脈硬化症而引起的併發症的患者，尤其具有效果。帶來更爲顯著的結果是，與維生素E一起每天食用三大匙以上卵磷脂的例子。

在症狀嚴重、動脈硬化特別明顯的糖尿病患者可因減輕體重而被挽救這一點上，醫師

表20　卵磷脂、胚芽油試用經過（糖尿病歷20年）

稻垣三夫（63歲）（168公分）（帝國化染股份有限公司董事長）

①大豆卵磷脂（Soya Lecithin）（維生素F）美國製
②小麥胚芽油（Wheat Germ Oil）（維生素E）同上
} 相乘效果（20～30倍）

＜飲食法〉早、晚餐 { ①三湯匙 ②2個 } 飲食中混入咖啡、湯、茶或味噌等等，加以飲用。

京都府立病院診斷	3/28	4/1－10 中止投藥	4/21 暫時恢復病症	6/13	現在追記〈12/10〉	健康身體
血糖	205	159	225	105	96	65～110
尿糖	2869	0.5	2.9	0.19	0.12	0.00
重量	79.5kg	76.5	78	76	75	70kg
膽固醇	—	165	165	173	162	140～250
肝臟	—	—	没有異常	没有異常	没有異常	没有
血壓	90～140	80～130	85～135	80～130	80～126	80～130
其他的症狀	因糖尿病而引起的手腳麻痺及疼痛，完全痊癒了。心情又經常舒暢爽快。					

們的意見是一致的。每天給予糖尿病患者六大匙的卵磷脂時，可以獲得絕佳的效果。然而，卵磷脂並不能認爲是飲食的脂肪的一部份，不能被當作卡路里而使用，而是要視爲代替體內磷脂質的物質。再者，爲取代飲食之中的飽和脂肪而使用蔬菜油，可以使血清膽固醇劇烈地減低。爲了利用脂肪及防止脂肪凝固所必要的一切營養素，應該包含在所有糖尿病患者使用的飲食之內，且卵磷脂及維生素尤爲重要。

上面的表，是有二十年糖尿病歷史的稻垣三夫自行服用卵磷脂而作的記錄。

直到一九二二年胰島素被發現爲止，糖尿病仍是群醫束手無策的疾病，許多人被奪去性命。胰島素發現之後，藉由注射胰島素，糖尿

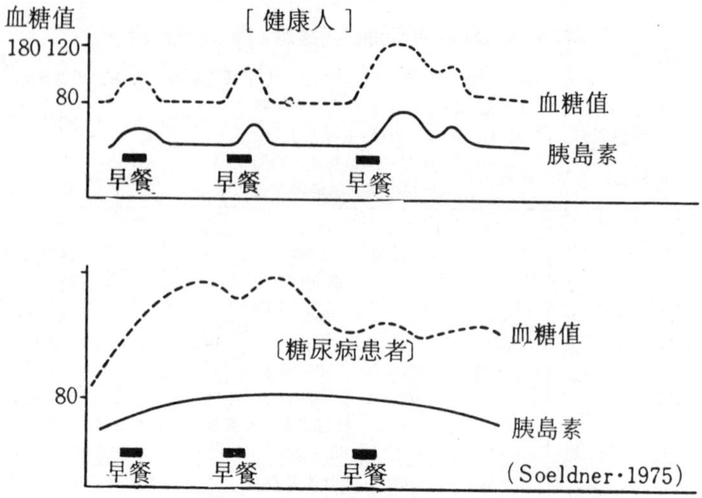

圖41　健康人及糖尿病患者的血糖值及胰島素

病已變成非致命性的疾病。然而，爲此接下來想要治癒糖尿病本身原因的醫療態度淡然了，因爲，症狀可以很輕易地以胰島素抑制。儘管無法去除根本原因，但仍不能停止胰島素。如果一停止，那就會陷入昏睡狀態，爲此，不得不持續地注射胰島素，結果，不斷地產生其他的障礙。

細小的末梢的血管壁面不斷地變厚、硬化，這種情形會使微血管的血流變差，不斷地造成微血管發揮著特別重要功能的臟器及器官，亦即腎臟及眼睛的障礙。

失明、腎臟病及壞疽的危險不斷地提高，這些障礙最嚴重的併發症，是心臟病發作。亦即因輸送血液給心臟的冠狀動脈硬化，其血流中斷而引起的發作。

注射胰島素的人若攝取卵磷脂，則恢復需要花費一些時間。如果糖尿病的症狀顯現出來，那就應迅速攝取卵磷脂。最理想的是從平日起就注意飲食法，同時，注意卵磷脂的攝取及適度的運動，這些都很重要。

5　膽結石症

伴隨著飲食生活的歐美化，將油膩的食物吃入口中的機會變多，隨著年齡的增加，膽固醇膽結石症也愈來愈增加。

提到膽石症，雖曾經一度是常見於四、五十歲年齡層，年輕人身上非常罕見的疾病，但最近連二十多歲的人也相當常發現膽固醇膽結石症，全年齡層似乎都有增加的趨勢。尤其是高齡女性的膽結石，由於併發癌症的機率不少，所以必須多加用心注意。

在一九六八年五月十七日的《醫學世界消息》雜誌上，發表了一篇以「食用卵磷脂也許就能消除膽結石」爲標題，由俄亥俄州州立大學醫學院的外科、生理學科及醫學飲食部的羅納德·東布金斯醫學博士及其研究小組所作的深具魅力的研究報告：

人類的身體，一天會製造二〇〇～八〇〇毫克的膽固醇。

因爲，膽固醇也是身體所必要的物質之一。然而，膽固醇之中也具有容易附著於血管內壁面的性質，一旦擱置不管，任其發展，就會不斷地像水鏽那樣附著在血管內。

動脈硬化及膽結石，即起因於這種劣質的膽固醇。

卵磷脂在化學上即指磷脂質而言，而包含於膽汁之內的主成分，便是磷脂質。

除了這種磷脂質之外，包含於膽汁之內的物質還有水、膽固醇、礦物質、酸及色素。卵磷脂具有分解脂肪的作用，被分解的脂肪立刻被氧氣所包圍，被氧氣所消化、吸收。

這份《醫學世界消息》雜誌過去三年報告說：磷脂質在使膽汁膽固醇保持液狀上，扮演著非常重要的角色，由於膽結石主要是由膽汁沈澱下來的膽固醇所構成，因此，藉由攝取卵磷脂，就能防止製造出膽結石來。

如果卵磷脂因血液的流動而可以驅除膽固醇，則在身體其他部位也可以發揮同樣作用的理論，便可成立。在此一研究的背景上，還有另一個動機是，最近被發現狗的膽汁之中有著高度的濃縮磷脂質。

主要的膽汁磷脂質雖是卵磷脂的成分，但一考慮到狗幾乎不會患有膽結石症的事實，就可以說是一件非常有趣的事情。

事實上，當嘗試取出人類的膽結石，移植至狗的膽囊之中去實驗時，膽結石消失不見了。

高濃度的卵磷脂，會充分存在於狗的膽囊之中，而必定大大地關係著狗不凡的強健體格。

由於膽結石的九〇%是由膽固醇所構成，所以俄亥俄州州立大學的研究小組懷疑：因膽結石而苦惱的人，膽汁之中的卵磷脂是否不足？而且，他們發現了相較於擁有正常膽囊的患者，擁有膽結石患者的膽汁之中，磷脂質的濃度很低。

因此，藉由一天給予卵磷脂不足的患者十公克的大豆卵磷脂，已知膽汁之中的磷脂質濃度增加至九三%以上，效果非常驚人！然而，要藉由投與卵磷脂而擴散完全之膽結石患者的結石，也知需要花費相當的時間，因此，爲了不致罹患膽結石症，要採取防範於未然的措施，只要從平日起就攝取卵磷脂即可。

紐約的西納伊山醫學院的戴畢特·A·德萊林古醫學博士，在利用卵磷脂治療膽結石

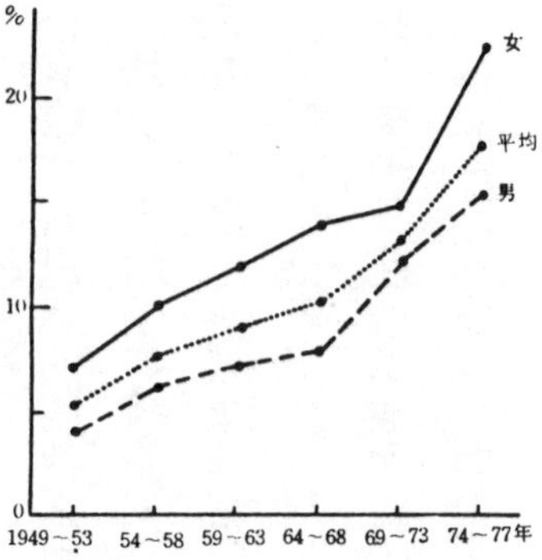

圖42　膽結石隨年次增加

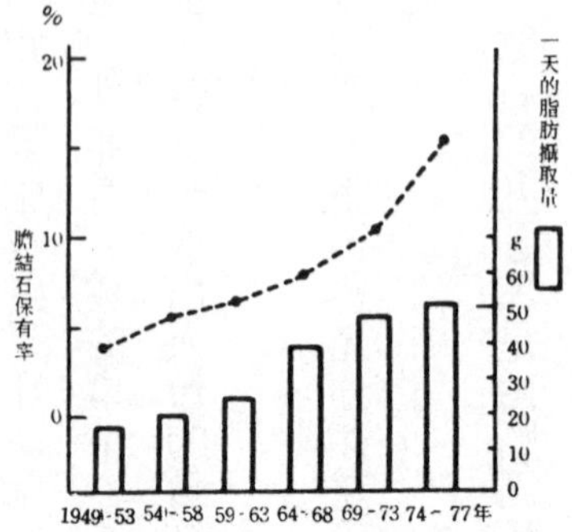

圖43　脂肪攝取量的增加與膽結石

患者上獲得相當大的成功。

他發表報告說：受到一天僅僅攝取〇・三公克的卵磷脂的指示，短期間內就產生了溶解膽結石的現象。

一九六五年，安狄・戴比絲也曾暗示人們：膽汁之中含有多量的卵磷脂，是預防膽結石極其重要的事情。

更進一步來說，在來自俄羅斯的報告上也報告說：當每天給予膽結石患者卵磷脂時，膽汁產生了報告、奏效了，膽結石逐漸地溶解了。

U・C・L・A的但布金斯（一九七三年，臨床調查研究・21.276），以六個膽結石症患者爲對象，嘗試在二個月的管理期間中，只讓他們吃基本的低脂肪食物。

管理期間後，給他們六人的飲食每天每人攝取八公克的大豆卵磷脂。在經過八個月的實施後，與管理期間的水準相比，平均而言血清膽固醇從二四〇上下（或是三九〇毫克%），減少爲一九〇上下（或是二〇毫克%）。血清磷脂質從二一〇上下（或是四九毫克%），增加爲二二七上下（或是四四毫克%）。開始攝取卵磷脂四個月後，擁有異常尿蛋白在游動類型的三位患者，恢復了正常，報告上說，此一狀態在研究期間，仍繼續具有對於大量卵磷脂的耐藥力。

若根據一九七六年三月美國雜誌胃腸病學的報告，則在針對八位膽結石患者的研究上，僅僅實施了給予卵磷脂的嘗試。結果，以諸如溶解膽結石之類的方法，改變了膽汁的新陳代謝。而且，報告上敘述說：一位食用卵磷脂的患者，從激烈疼痛的發作中被解放出來，膽結石變小了。

6 癌症

癌症患者的生活特徵，是指攝取動物性食品，白砂糖、碾製穀物、酒類、脂肪等酸性食品及化學物質，具有吸菸的傾向而言。並且，也指癌症患者討厭蔬菜及海藻等食品而言。如此的飲食生活，容易引起酸性腐敗糞便，也成爲癌症的誘因。

這是橫田良助博士的「缺氧致癌理論」，轉載了一部份一九六七年在維也納歐洲癌症學會上所發表的「來自致癌物質的根據」一文。

酸性腐敗糞便的傷害性很强，受到傷害的部位，會引起斑痕等結締組織的增殖及腫脹，使血管中間變細而呈蜂腰狀，壓迫著血管。

爲此，因爲血液循環傷害及修繕傷害的緣故而引起細胞增殖，導致氧氣消耗量的增加。

從這一點，不但會引起氧氣缺乏的狀態，而且酸性會腐敗糞便引起體內的氧化，而氧化更進而提高缺氧的程度。尤有甚者，由於血管因痙攣傷害等因素而引起血液循環傷害及貧血，因此形成非常嚴重的缺氧狀態。

另外，酸性腐敗糞便會誘發過敏症，使血管收縮，凝聚紅血球，更進一步也會溶解血管、心臟細胞，使血液循環產生障礙。

溶解紅血球，引起貧血，連其他的組織細胞也加以溶解，產生缺氧部位。酸性腐敗糞便的殺傷力可見一斑！

一旦因爲這些作用的關係而產生嚴重的缺氧部位，則在極度的缺氧環境之下，細胞的生存、增殖就會趨於困難。於是，由於細胞壞死或功能減退而發生疾病。然而，由於此時細胞爲了保住性命而去順應環境，順應缺氧的狀態，因此引起細胞變異，變成進行不需要氧氣之代謝的細胞。也就是說，這是形成癌症的時期。因爲癌細胞是不需要氧氣而進行代謝的細胞，如此一來，酸性腐敗糞便就會直接、間接地成爲致癌的原因。

畸形兒也和癌細胞一樣，缺氧部位的發生是其根本原因。

將妊娠早期的兔子放入箱中，一旦事先實施暫時抽取此一箱子之空氣的操作，有實驗數據資料顯示，母兔會產下畸形兔。或者，一旦於妊娠早期給予母兔致癌物質，也會產下畸形兔。

還有統計顯示：在缺氧的高地，畸形兒被產生出來的機率很高，或者，在缺氧的河川或海洋，常會產生患有癌症及畸形的魚類。

癌症病毒一有氧氣，就容易形成無力化，而卵磷脂有助於癌症的預防及治療，是因爲增加氧氣供給的緣故。卵磷脂佔有消耗氧氣達到一般組織十倍以上至二十倍之多的腦部組織的乾燥物質的三分之一重量，是因爲卵磷脂藉由供給氧氣的作用，協助腦部功能的緣故。

有報告說，在肺癌的部位上，卵磷脂只有將近普通正常含量的一〇%而已，非常缺乏。這個報告也呈現出藉用卵磷脂的作用，能掩蓋了在缺氧環境下所發生之癌症的結果。

一位在金澤醫學院附屬醫院接受手術，包括癌症轉移至肺部在內，共施行十一次的癌症轉移手術，但又被宣佈「可能活不到三個月」的三十二歲患者，僅僅藉有生糙米（胚芽米部份的卵磷脂）及生芝麻（含有卵磷脂），以及飲用井水，就完全痊癒了。

在有將澱粉粗製品（液體上面澄清的部份）當作米粉糰而食用的習慣之地區，不會發生癌症，是因爲這種糰子含有卵磷脂的成分膽鹼的緣故。這也是金澤醫學院的報告。

岡山大學則有報告說，以罌粟果實的卵磷脂成分能治癒癌症。

膽鹼的缺乏，被認爲會促進肝癌的發生，而一般認爲，膽鹼在體內發揮合成卵磷脂的效果。

薩賓·哈西秀報告說：在只用液體的粗製植物油（以加壓式抽取法製成的油，含有卵磷脂），而不用硬化油、生脂（含有膽固醇）的國家，癌症的發生率很低。

橫田良助專士叙述說：從以上可知，非精白（未碾過）穀物、種子植物、未精製的植物油所被認定的抗癌作用，主要原因在於卵磷脂的成分。新鮮的卵磷脂，具有治療癌症、預防癌症的作用。

7 肺結核

有報告說，對於肺結核，卵磷脂在老早以前就一直被使用著。

然而，這並不表示卵磷脂具有治療結核菌本身，或是殺菌等作用。卵磷脂被認定能阻止症狀的進行，增進對其他細胞賦予活力的力量，藉由促進氧氣的供給及營養分的吸收，促進症狀的恢復。

這也意味著，卵磷脂被當作「農藥」而使用。說到農藥，大家也許會很驚訝，但卵磷脂並不是殺蟲劑，而是當作殺菌劑或防蟲劑、防菌劑之用，具有殺菌、防蟲的效果。

比方說，將卵磷脂的液體散佈在蔬菜或果樹上，不必擔心會攝取到農藥，然而，卻具有使蟲子不靠近的效果。

貝恩博士敘述說：是否由於卵磷脂具有造血作用，且爲我們取得營養的均衡，因此才使結核好轉？

因爲卵磷脂具有親水性的性質，所以帶給乾燥的肺部表面水分。

由於肺部的表面如果是濕潤的，就容易吸入氧氣，因此有利於爲了治療肺結核及肺癌的工作，是理所當然的事情。

另外，達修博士說：從此一範圍廣泛的研究，也許有人會問：對於生成針對肺結菌的抗體，卵磷脂是否有些什麼關係？無論如何，大豆卵磷脂對結核菌也帶來了自然的恢復力，具有重要的效果，是無庸置疑的。可以作爲綜合療法之一而加以推薦。

在日本也有報告說，藉由卵磷脂，結核的舊空洞在六個月至九個月之間，就幾乎消失殆盡。

8 妊娠中毒症（妊娠孕吐、妊娠浮腫、妊娠尿蛋白、妊娠腎、妊娠高血壓、驚厥）

關於妊娠中毒症的原因，尚未有定論，而受到一般人注目的是，懷孕之際血液之中的膽固醇值上升。

尤其是患有過敏症等疾病的婦女，懷孕的時候，由於飲食等因素的影響，血液之中的膽固醇值異常地高，結果，有時會使胎盤產生病變。因此，胎盤病變而產生的異常物質，以及被攝取過多的鹽分，被推定是否爲使血壓上升、招致浮腫，使各種臟器產生障礙、最後終至引起中毒症的原因？

大豆卵磷脂不僅對於如此的症狀有效，在作爲保持懷孕中及產後的新陳代謝旺盛的保健藥上，也發揮重要的作用。

東京通信醫院婦產科的大澤、伊藤、山田醫師所進行之臨床實驗的結果如下：

妊娠中毒症的治療除了排除胎盤以外，其餘全都是採用對症療法。因此，鎮靜法及飲食療法具有重要性。這數年以來，出現了優秀的降血劑及利尿劑，由於適當地應用這些藥劑，被認爲其治療法似乎向前邁進了一大步。然而，現在一樣仍需要鎮靜法、飲食療法，是自不待言的。因此，去膽固醇劑的出現，帶給膽固醇的代謝，進而飲食療法重要的影響，被期待爲是可以在妊娠中毒的預防及治療上擔任重大的任務。

（臨床實驗）

對因晚期妊娠中毒症而住院的六名患者，以一次五～六公克爲份量給予大豆卵磷脂，一天給三次，讓她們在每次飯後三十分鐘，觀察約二週以上的過程。其結果如下。還有，所有病例都併用鎮靜法及飲食限制法。

（帶給血壓的影響）

綜合使用大豆卵磷脂之病例的血壓變動，以第一圖顯示最高血壓，第二圖顯示最低血壓。最高血壓在投與大豆卵磷脂之後，第二天，更不斷地下降著。這雖被認爲是鎮靜法所產生的影響，但之後第十三天顯示更進一步的下降趨勢。第十八天，更下降至140mmHg以下，之後也仍然持續著下降的趨勢。

最低血壓也一樣在投與後第二天更爲下降，第十三天更爲下降，第十七日時，變成90mmHg 以下，之後仍維持著下降的趨勢。

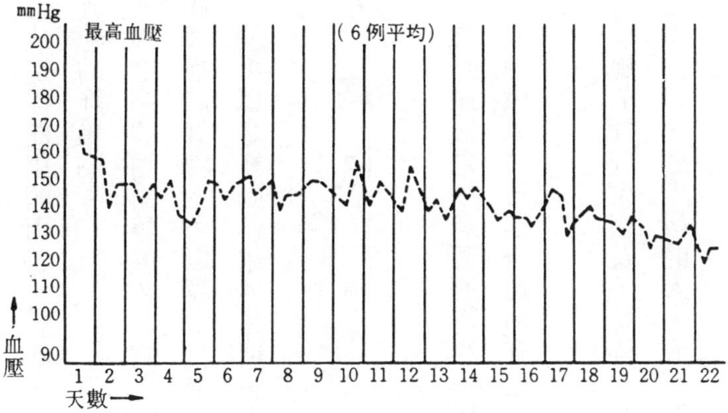

圖44　大豆卵磷脂對妊娠高血壓症的效果

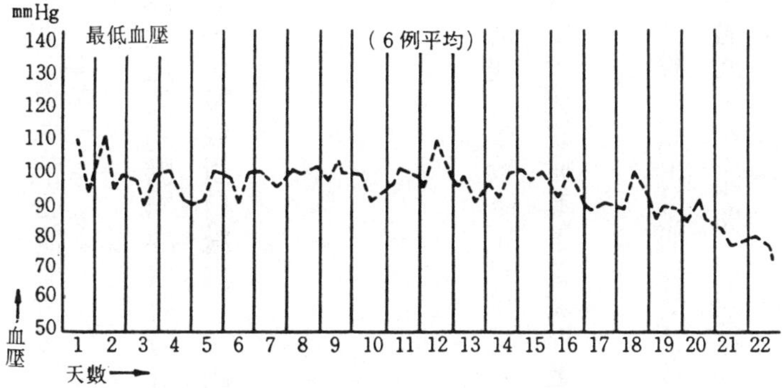

圖45　大豆卵磷脂對妊娠高血壓症的效果

形成這些曲線的因子，並不一定只有卵磷脂一個，雖不能否認有許多影響，但完全不使用其他的降壓劑。

血液之中的膽固醇值，六例之中有四例可以認定血清總膽固醇值有降低的傾向。

隨著症狀好轉，可以認定自覺症狀消失、浮腫消失及尿蛋白減少（二例）或消失等現象，判明可以毫無副作用地長期服用。

9 痛風

痛風是血液之中老舊廢物的一種尿酸值變高，引起高尿酸血症的症狀。一般認爲，高尿酸血症的患者在日本全國約有三百萬人之多，其中，據説痛風患者被推定爲四十四萬人左右。

據痛風的權威東京女子醫科大學的御巫清允教授説，截至目前接受了診察、治療痛風患者之中，二、三十歲的人，雖在五年之前只是全體的一八·四%，但現在已成長至二五·四%。

渡過第二次世界大戰糧食拮据的時代，自一九五五年代後半起，因爲與高度成長相配合，攝取肉類、鮪魚、鮪魚脂肪較多的部份等卡路里很高，飲食普遍化的緣故，所以這被疑爲痛風的原因？

另外，飲酒過量也產生相當的影響。御巫清允教授說：「酒在促進尿酸的生成上，阻礙尿酸形成尿液而排出體外，所以不能喝太多酒。」他明白地指出：尤其是卡路里較高的啤酒及日本酒，非常不好。

提高尿酸值的另一個「扳機」，據說也在於過度的運動。一旦不補充水分，持續著劇烈的練習，就無法將尿酸與老廢物一起排泄至體外，尿酸會不斷地積存於體內。

相撲力士、賽車選手、橄欖球選手等等，痛風的比率很高，也是因爲這個緣故。

痛風也被認爲起因於蛋白質代謝功能異常，以及在肝臟內的糖代謝無法順利地進行。

爲了將腸清除得乾乾淨淨，防止老廢物蓄積於腸內，促進蛋白質代謝及肝臟內的糖代謝，有必要攝取摻入維生素B群，熊本大學的北原怜博士也認同這一點。

10 痔瘡

痔瘡分別有因直腸靜脈瘀血而引起的痔核、因黏膜脱出肛門外而引起的脱肛、因肛門周圍切傷而引起的痔瘡、裂痔、化膿等種類。

由於罹患痔瘡最大原因在於慢性便秘，因此有必要攝取卵磷脂及纖維質較多的自然食品。

另外，宿便（老舊糞便）黏附於腸壁，持續著干擾糞便暢通的狀態，也會引起痔瘡。這種狀態，宛如自來水管中蓄積著紅銹，使管子内部變得狹窄，水分的流動轉差一般。

卵磷脂賦予腸細胞復活再生的力量，使蠕動運動變得活潑，將水分送進腸壁，促進肛門部位微血管的血液循環。卵磷脂因增加血小板的作用、強化凝血因子維生素K的作用、強化微血管維生素P的作用等，非常具有效果。尤其是併用維生素E及維生素C，將會提高相乘性的效果。

11 皮膚疾病

大豆卵磷脂具有控制與皮膚健康及美容關係密切的皮下脂肪，使皮膚生機蓬勃，保持光澤及彈性的作用。因爲，卵磷脂具有親水性及親油性兩種性質。

連續使用卵磷脂，則由於皮膚代謝的促進，耳垢就逐漸地容易積存得很多，角質化的皮膚（腳跟等處）會脱落，也開始出現很多頭皮屑，甚至臉部的疹子、疙瘩也由於皮膚代謝的促進，以致有人老舊的細胞被再生的新細胞推擠出來，二個月左右就脱落。

雀斑及褐斑逐漸地變淡，最後終至消失的情形也很多。

根據P.Gross等人於N.Y.State. J.M., 50, 2683（1950）的報告，卵磷脂對小兒濕疹也有效，在此則舉出被視爲治療特別困難之乾癬的治療病例。

對一百五十五位乾癬患者一天投與一五～四五公克的卵磷脂，認定了一一八人（七六％）症狀改善了，乃至達到治療的效果。

一個月以內（以重症病例而言是五個月），所有的乾癬症狀都消失了，皮膚變得正常。

投與量維持一天四公克，在八個月的觀察期間，症狀從未再發。

美國的法蘭西斯·鮑汀賈博士說，卵磷脂對皮膚疾病很有效，並在醫學雜誌上敍述如下：

一旦過度食用缺乏維生素B群及礦物質的精製穀物類，就會很危險，雖從老早以前大家就這麼認爲，但比這個更恐怖的是，無法攝取植物油及穀物之中的重要脂肪。

我藉由高單位的植物性蛋白質（朊）、未被精製的穀物及肝臟（每一種都含有多量的卵磷脂），還有以從大豆抽出的卵磷脂爲主的飲食療法，就獲得絕佳的結果。對於角質病（皮膚角質化的疾病）、幼兒濕疹、乾癬、皮膚硬化症、面皰、瘢痕瘤、皮膚粗糙、老人性的皺紋等一切皮膚的問題，都可以改善得令人很滿意。

卡特·頓巴克博士在「卵磷脂發揮什麼樣的作用？」一文之中，就有關皮膚的部位敍述如下：

卵磷脂存在於人體的所有細胞之中，是必要而不可或缺的物質。因此，在不斷地再生皮膚細胞方面，卵磷脂若不存在，則再生便無法順利地進行。

如果呈現缺乏卵磷脂狀態，皮膚就會變髒，出現皺紋等等，皮膚老化急速地進展著。如果能充分攝取卵磷脂，皮膚細胞就會經常再生，從所有的皮膚問題及皮膚疾病的苦惱中解放出來，而且永遠保持美麗的皮膚。

卵磷脂是生化學家所稱呼的磷脂質，含有維生素B群及E、F、K、P等營養素。卵磷脂裡含有從肝臟去除不良的脂肪，被稱爲脂質組成成分的一種重要營養素：膽鹼及肌醇。

其中，肌醇尤其被視爲保持毛髮健康的主要因素。

藉由卵磷脂的攝取，可以顯示對孩童、青春期的青少年及老人都有顯著的養毛效果。G·哈伍札博士也在其著作『Look Younger Live Longer』中證明：禿頭是頭皮的血液循環不良、肌醇不足、荷爾蒙不均衡所導致，藉由卵磷脂的攝取，是解決禿頭的原因。白髮變成黑髮、眉毛變濃，也都是因相同作用而產生的結果。

以下是摘錄自一位來自流山市之父親的信函的一部分，他有一個四歲八個月的女兒，但因圓形脫毛症而煩惱：

——每天晚上，我們夫妻沒有不流淚的，只能過著驚慌失措、提心吊膽的日子，但七月六日等待盼望的卵磷脂終於寄到，我立刻以抱緊稻草求援之溺水者的心態，一個勁地服用它。

初診的時候，醫師診斷説，就這樣一直脫髮下去，或是萬一不斷地脫髮，即使情況止住了，或許頭髮就長不出來了。無論如何，不知不覺經過了一年，情況就完全改變了，即使在任何的大學附屬醫院接受診斷，結果都是一樣的好消息。「喔，不可能吧……」「没有道理啊。」「可以不必如此擔心……」「並非體質如此不佳，所以……」對醫師所宣稱的話，好像無法相信般地驚訝、驚喜、驚愕……。

無論如何，胎髮不斷地生長出來。光溜溜禿頭的圓形部份逐漸不再明顯了。心裏真是感激不盡，慶幸自己找回了青春的模様。

每天哭泣終日的情形，有如夢境一般，成爲歷史。——與家人一齊共進以蔬菜爲主的晚餐，連玩笑話也源源不絶地湧出，全家人和樂融融。我們在精神上都被拯救了，心中只是充滿了再感謝醫師的心情——。

不僅是頭髮，連屬於皮膚之一部份的指甲，都開始很快長了起來，呈現出光澤，也逐漸不易斷裂。

12　伴隨疼痛的症候群

▲震顫舞蹈病

著名的民謠歌手、作曲家伍迪·加斯里，即是因這種疾病而死亡。這種疾病的特徵，是身體搖搖晃晃的，產生不由自主、不規則的運動，逐漸地惡化下去。有報告說，當對這種疾病的患者每天投與十～二十公克的卵磷脂時，這種疾病的患者大多數已明顯地朝向痊癒的方向發展。

▲弗里德里克病（家族遺傳性脊髓運動失調症）

這種疾病，有語言失調、單側方脊髓彎曲、不規則運動及麻痺等症狀。

蒙特婁大學的安德雷·巴表博士報告說：在二個月內每天給予這種疾病的患者二十四公克的卵磷脂嘗試治療，結果可以認定患者在語言、均衡及運動上，平均恢復了三十％。

▲阿茲海默耳症

記憶障礙悄悄地展開，使人陷於無行爲能力的狀態，幾乎成爲一個廢人，實在是恐怖的、悲劇性的精神症狀。

根據賈尼斯·克里斯查博士的報告，曾發表結果說：卵磷脂使身心破壞之潛伏性的進行延緩。畢埃利·艾德恩博士在魁北克的艾倫紀念學會上說：卵磷脂具有抑制破壞身心的潛伏因子的效果。

▲僞麻性重症

進行性疾病的一種類型，船王歐那西斯即因這種疾病而死亡。這種疾病，是通過神經及肌肉間之空隙而引起的傳導部位故障。也是侵襲隨意肌，使其衰弱的疾病。

肌肉在一旦從控制神經所產生的乙酶膽鹼的功能降低時，就無法對刺激產生刺激。必要的治療措施，應增加乙酶膽鹼的量以恢復正常的反應。

這一點，已在安狄·戴比絲女士的著作『Let's Get Well』中記叙著。膽鹼本身的不足，招致乙酶膽鹼的生產量明顯降低，結果便形成肌肉的衰弱化，造成肌肉纖維的損傷，留下範圍廣泛的傷痕。

▲晚發性骰子運動症

因嘴邊及顏面的歪斜扭曲、肉體的痙攣而引起的神經性疾病，在神經學上稱爲晚發性骰子運動症。

由約翰·H·古洛東、安南·T·葛蘭巴庫及理查·J·華特曼等諸位博士的外科醫學小組報告說，給予這些患者卵磷脂之後。症狀中雖有諸如舌頭的外露、咬合下顎的動作、收攏嘴唇之類的動作，但抑制效果很顯著。

醫師們在施行此一治療之際，給予一部份的患者合成的膽鹼，對其他的患者只給予純粹的顆粒卵磷脂。結果報告上顯示，被賦予純粹顆粒卵磷脂的患者恢復的情形比較良好。

還有，華特曼博士對於這些晚發性骰子運動症，或是老人性痴呆症等病症的卵磷脂治療法，獲得美國的專利，並於一九八一年年初開始生效。

13 其他的治療效果

▲增強食慾、消化力

持續地攝取卵磷脂二～七週之後，可以說「幾乎一定」（只要不傷害到胃腸）那麼肯定的程度，食慾不斷地增進。由於有時會不知不覺地吃下多餘的食物，因此有必要注意飲食過量。

因卵磷脂而增進食慾，心臟力量的減退（例如心悸、呼吸困難、疲勞、腦貧血狀態等等）之所以能恢復，也是因爲消化力（因爲促進消化液之分泌）不斷提高，體力不斷增進的緣故。

若在發育期給予卵磷脂，則無論人類或動物的發育力都會不斷地增進。

▲恢復老花眼、夜盲症的視力

連老花眼及夜盲症的視力恢復，也被卵磷脂的連續使用者普通地認同，肯定卵磷脂的效果。

這雖也被認爲是全身恢復年輕的緣故，但其主因在於：卵磷脂具有使以維生素A爲首的脂溶性維生素類的吸收增大的作用。

老花眼的視力得以恢復原因之一，也是因卵磷脂治癒眼底等部位的動脈硬化之作用而來的效果。

▲增強精力、懷孕能力

因卵磷脂的荷爾蒙代謝促進作用（增大性荷爾蒙的生產）及均衡作用，以及細胞的賦活作用，而致全身恢復年輕。因精神上的打擊而引起的陽萎等病症，也都藉著卵磷脂而恢復。

食用卵磷脂之後，可以看出有性交次數增多、精液增量、促進女性陰道分泌物等現象。

另外，也具有防止早產、流產，提高懷孕能力等效果。

第六章

卵磷脂與瞑眩現象（好轉反應）

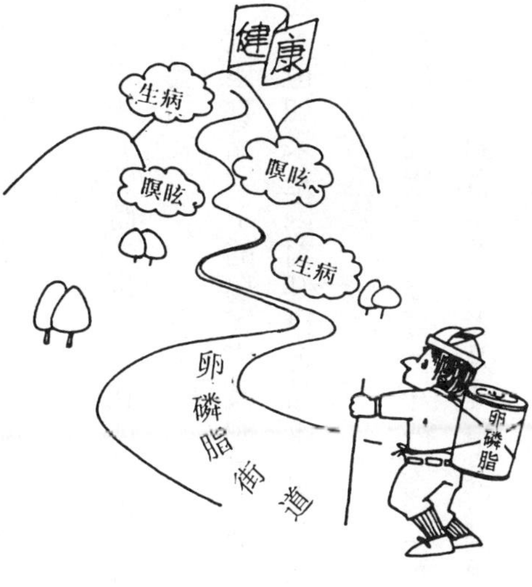

食用健康食品時，身體狀況比平常狀況暫時變得更差，有時則會產生各種反應現象，在漢方上，將這些現象稱爲瞑眩現象(好轉反應)。

由於這種反應是暫時性的，因此，是指由酸性體質轉爲鹼性體質時，(體質被改善時)所產生的一部份細胞的排斥反應，或是因代謝而修復變質細胞爲正常細胞時，所產生的反應現象，或是體內的有害物質排泄至體外時，直到細胞融合於此一物質爲止的過程所產生的。

這是一種症狀好轉，或是在爲了治療病症的過程之中的暫時性現象，在漢方上也說過「若不瞑眩，則疾病無法痊癒」，可見瞑眩現象是必要的。

但是，根據最近的新聞，厚生省似乎有調查「健康食品」中的傷害度及制定一部份法規等動作。雖這些動作的某些部份應該會受到歡迎，但如果是因對健康食品未具充分知識的消費者、關係者的獨斷、偏見、認識不足去做，那就非常危險了。

「注意不良健康食品！」、「利用健康食品不致於不健康」、聲言「好轉反應」而逃避責任的業者等問題，在傳播媒體上半開玩笑地報導著，對善良的業者及從事良質健康食品的業者而言，是極大的困擾。

當然，其中也有敗德的不肖業者，且可能也有販售不良健康食品的業者吧。

不過，在瞑眩現象（好轉反應）中，出現下痢症狀、產生濕疹的情形雖也是事實，但有人指出，僅僅捕捉現象面而根據表象去批判，是不合情理的錯誤。

原因是，關於緊接著暫時性症狀而來的恢復時的愉快舒適部份全未提及，假定讓一部份的人有如此不適的症狀，則幾乎所有攝取良質健康食品的人，都認定有體質改善現象及其他好轉的徵兆。

總而言之，我認爲銷售健康食品時，是否對於食用時所產生現象，的確知識有教育不徹底的情形，以及相關的機關單位未施予消費者正確瞭解的行政指導，才使人們對所謂健康食品有錯誤的看法？

尤其是提到卵磷脂，與其他的健康食品相比，反應現象更是極爲迅速、顯著。

卵磷脂被認定爲健康食品之前，早在三十年前就已被厚生省認定爲「藥物」。即使說是藥物，也並非合成的物質，而是天然的物質。

然而，卵磷脂被聯合國的世界衛生組織（ＷＨＯ）及糧食農業機構（ＦＡＯ）的專門小委員會，規定「一天的攝取量不特別加以限制」。

誠如已述的，全世界的營養學家、生化學家及醫學家都認定卵磷脂的治療效果及安全性。儘管如此，人們藉由攝取卵磷脂也可以認定好轉反應。並非去恐懼好轉反應、批評，獲取正確知識才是最重要的，再者，我認爲銷售業有必要作正確知識的指導。

瞑眩現象（好轉反應），也稱爲反應現象、調整反應、內面調整反射等等，有時會產生各種各樣的症狀。這一點雖也因個別差異（每個人的飲食生活、體質、性格、年齡、職業、性別）而不同，但開始攝取卵磷脂之後，快的話，數天就有此一現象，通常是從約二～三週起開始產生反應，有時大致會持續二～三週左右。

對於其症狀，自己懷有嫌惡感，開始不愉快起來，或是呈無法忍受之類的狀態時，應暫時中止卵磷脂的攝取，或是大幅減少攝取量（視情形而定，約耳挖勺一勺的程度），絶不要慌張失措，請一邊配合症狀及身體狀況，逐漸地恢復至適當量的程度，絶對不要忍受而持續地攝取。

另外，如此的反應現象一旦消除了，雖有時愉快舒適的日子只持續了幾天就又再次顯現反應現象，這是因爲身體某一部位尚未恢復的緣故，所以很快地連這個部份也恢復了，愉快舒適的日子即會慢慢地來臨。

瞑眩有如下的症狀：

身體慵懶倦怠，頭部沈重、頭暈目眩、下痢、眼睛模糊、身體麻痺、出現濕疹、身體搔癢、出汗、發燒、眼睛疼痛、暫時性的肥胖。生頭皮屑、生理期的經血出血量暫時變多、常跑洗手間、糞便變成軟便，產生黑便。痔瘡似乎暫時轉惡，有出血的現象、流鼻血、從皮膚產生污垢，生耳垢、暫時性的血壓上升及膽固醇值上升等等。

第七章

生命戰爭最後城堡

——卵磷脂與多纖維維生素

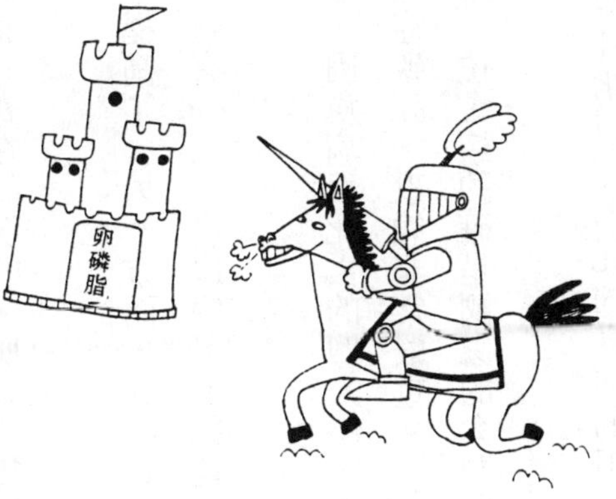

一九四七年，在瑞士日內瓦召開的世界衛生組織作出定義：「所謂的健康，不僅是肉體上的健康，而是精神上、進而社會上全都健全的狀態。」

然而，在同一衛生組織的專門小委員會也提出宣言：卵磷脂作食品添加物，對於一天的攝取量，並沒有必要分別加以限制。誠如已述的，藉由卵磷脂的攝取，無論肉體上或精神上（頭腦）都維持得很健康，或是可以恢復健康，這是我一直在說明的。所謂的無論肉體上或精神上都變得很健康，意味著社會健全的理想境界。

但是，很遺憾的是，以日本爲首的先進諸國的患病率提高了，另一方面，其中日本是全世界患病率提高最多的國家，持續地打破、更新每八人就有一人患病這個不名譽且悲劇性的記錄。

並且，致命性的癌症死亡率，成爲死亡原因的第一位，因疾病而死亡的四人中，有一人是因癌症致死，所以平均來說一個家庭會有一人是因癌症致死，事態非常嚴重。

每八人有一人患病的患病率，癌症成爲死亡原因的第一位，這的確是國家的大問題，不能不說是非常嚴重的事態。

儘管如此，對於無法喚醒、指出使日本人的身心比以往劣質化的元凶爲何的現代醫學、藥學、營養學的錯誤，以及無法批判這些現象的傳播媒體的無知及無能，我們只能大驚失色、目瞪口呆，而束手無策。

對於默認在行政機關諮詢單位中專家，其無知及無責任感的官員及政府，不瞭解真相的一般國民，無法採取任何應對措施，即是目前的實際狀況。

對於每年患病率逐漸上升的原因，厚生省方面指出現代的飲食生活有問題，認爲這是因爲營養不能取得均衡的緣故。

不過，若根據今年年初厚生省的報告，則多量營養素（脂肪、蛋白質、糖質）超過目標值，微量營養素（維生素、礦物質）之中只有鈣質爲九七％，僅僅距離目標值三％，不足量很少，而其他全都達到目標值。究竟厚生省想要如何，所以說明這種矛盾呢？

根據厚生省的報告，如果按照表面上的數字去相信後者的報告，絕大多數的日本人只是再稍加攝取鈣質的話，那麼，所有的目標都可以達成百分之百，而現代病被撲滅，病人也非得完全消失不可。

一旦有報告發表說「日本的平均壽命延長了」，每個人都會誤以爲自己的壽命真的延長了，似乎有更長壽的錯覺。

表21 因營養素的缺損而引起的各種精神症狀

缺乏維生素B_3……	失眠、焦躁、易怒、混亂、不安、憂鬱、幻覺
缺乏維生素B_1……	食慾不振、憂鬱、易怒、混亂、記憶減退、集中力降低、對聲音敏感
缺乏維生素B_2……	憂鬱
缺乏泛酸……	憂鬱、抗壓力能力減退
缺乏維生素B_6……	幼兒的心理反應能力減退
缺乏維生素B_{12}……	記憶力減退、集中力降低、憂鬱、興奮
缺乏維生素H……	憂鬱
投與維生素C……	改善精神分裂症
缺乏碘……	白痴
缺乏鉀……	焦躁、易怒
缺乏鎂……	偏執狂
缺乏蘇氨酸……	易怒

在厚生省的這份發表報告上，並未附有詳細的解說。因此，只看了數據資料，一般國民就高興地說：「壽命延長了是好事！」

但是，一分析數據資料就可以發現：一九八一年比一九八〇年嬰幼兒的死亡案例減少了九五一人。不過，死產方面，一九八一年竟比一九八〇年增加了一七五九人。

平均壽命延長的最大要因，是出生後未滿月就死亡之嬰兒的減少，和長壽者的增加相較，在平均壽命的數據資料上，仍呈延長的趨勢。

也就是說，即使有二位百歲人瑞，如果嬰兒（一歲內的嬰兒）有一位死亡，平均壽命上就變成六十六歲。

嬰幼兒死亡率的減少，可以認爲應該與醫學的進步沒有直接的關係。原因是，即使出生率的增加，仍可以藉著死產率的增加而加以說明。若考慮生出異常兒或畸形兒，或是容易被取樣爲數據資料之流產的激增，以及老人痴呆（老人性痴呆症）較多的高齡化社會，則平均壽命的延長，並不能說是一定可以受到歡迎的現象。

日本的年輕母親們，「異常」正在擴大著。腦細胞之中的卵磷脂不足使正確的神經平衡感覺麻痺，將自己所生下的親生子女加以殺害、任意丟棄，都是異常的行爲。年輕母親的母胎（羊水）或父親的精子缺乏維生素、卵磷脂，會生產異常的子女。不斷地製造「飽食」極限的日本人，被陷於有史以來身心異常者激增的民族危機之中。

今天，社會異常事件連續不斷的發生，絕大多數顯示，原因在於錯誤的現代飲食生活及環境污染的象徵性現象。

日本人攝取營養素狀態，縱令已達到厚生省的目標值，患病率仍步上升一途，異常的事件，今後只會有增無減。

現在若再不培養每一個國民正確的營養知識，喚醒錯誤的現代飲食生活，奮起加入治本性的自衛戰，則會成爲生命戰爭的失敗者，背負著十字架。

作爲此一治本性的自衛戰之一，應充分地攝取可以控制營養均衡的磷脂質（卵磷脂）。

而且，應將食品添加物及藥物、不必要物質及老廢物質，以及攝取過剩的營養物質擊退至體外，防止細胞的變質，充分地攝取進來必要物質。

維生素及礦物質是單體，無論如何大量攝取，也是徒勞無益。因爲是水溶性的維生素，所以没有攝取多麼大量也很安全的保障，毋寧說，大量的維生素反而很危險。

儘管腳是長的比較好，但如果只有單方的腳較長，那就無法取得均衡，不能走路。

現代的年輕人們身高長高了，腳長一點其實看起來恰好很適合。然而，外觀上恰好適合的年輕人們，體格雖不錯，但變得没有體力，忍耐力和持久力不斷地消失。

讀賣巨人軍的堀内棒球教練也指出：最近加入團隊的選手，每一個雖都體格不錯，但體力不斷地消失。

身體長而腳短，雖是日本人被賦予的代名詞，但東京大學理學院的鈴木秀夫教授敘述

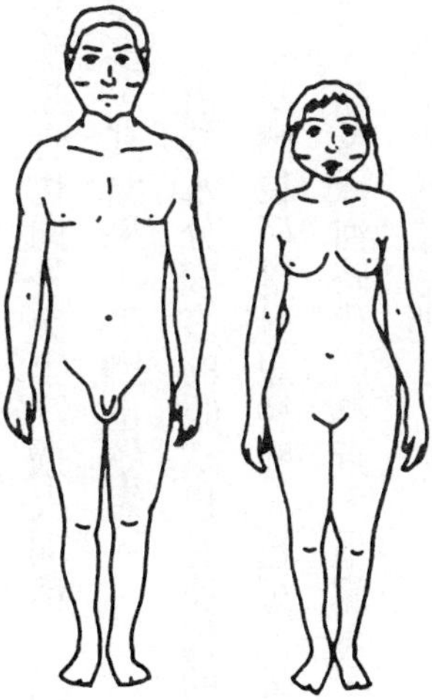

圖46

說：「我們日本人是蒙古人種，就對環境的適應力而言，是最進化的人種。」

他說，比起以歐美人爲代表的金髮碧眼的頭髮及眼睛、白晰的皮膚、輪廓深刻的臉孔、手腳長長的很苗條的高加索人種，我們日本人更爲進化。

而且在大約一、二萬年之後即將來臨的冰河時代時，日本人將更爲進化，愈來愈變成矮胖的雙腳、粗短的鼻子。

這是在人類的發祥地西亞的鈴木教授的學說前提，而在西亞，在大略相同容貌、體格良好的人類，擴散至全世界的過程中，形成適應各種氣候狀況的人種。若說到日本人的祖先是如何情形，則教授說：他們是在三萬年以前抵達西伯利亞，改變為能適應寒冷的體形。

他說，「寒冷地帶的動物，突出部位會後退」，這個法則稱為阿雷恩法則，而我們日本人的祖先蒙古人種即是遵循此一法則而適應氣候狀況。

由於鼻子一高聳不免就會凍傷，因此鼻子變低，鼻子一變低，空氣的通道就變短，於是臉頰骨也向外突出，擴大面積，以防止這些情形。手腳一都變長，散熱、凍傷的危險就變多，其結果，手腳也變短。

由於水分較多的眼球也有凍傷的危險，因此為了防止凍傷，上眼瞼下垂，眼睛變細。

身體長而雙腳短矮胖、粗短比較有穩定性，腳即使如何地短小只要可以走路即可，而且，隨著冰河時代的接近，他認為，像日本人那樣的體形不是反而一定會被認為是恰到好處之美體的象徵嗎？

即使腳如何地修長、苗條，若無法取得體內健康的均衡，則絕不能說是恰好適合。

無論三大營養或維生素、礦物質都均衡良好地加以攝取，便能為我們維持身體的健康均衡。

最近，在美國，作為預防醫學的一環，關於維生素的營養問題被熱烈地研究著，尤其是維生素、礦物質等營養素對於其他的營養素——蛋白質、糖質、脂肪是否能取得均衡，以及關於與因營養素不均衡而引起的成人病，特別是癌症、血液循環疾病（心臟病）、腦溢血等等的關係，在醫學研究上正在進展著。

維生素雖在通常的食物之中含有微量，但在加工、精製的過程，大部份會流失。

維生素、礦物質扮演著重要的生理活動調整者的角色，再者，同樣也擔任調整者任務的另一種物質荷爾蒙，是藉由維生素、礦物質的媒介而在體內合成的物質。

這種物質被運送至通過血管之內的必要場所（細胞膜），在此活性化，完成本來的功能。

因此，維生素、礦物質的缺乏，帶給荷爾蒙直接的影響，導致引起身體狀況錯亂、失常的結果。

在美國，最近實施以名爲『Orthomolecular the party』的維生素類爲中心的新式自然營養療法的醫師，正不斷地增加。

這是一種藉由肉體的細胞分子而言很適當的分子（維生素等營養素），治療因細胞的變質而引起的疾病。

表22　成人的正常值

體溫	37℃	紅血球數	男500萬/㎣　女450萬/㎣
脈搏	70/分	白血球數	6000－8000/㎣
呼吸數	16－18/分	血糖值	0.1%
尿量	男1.5l/日；女1.2l/日	血壓	120㎜Hg；（90＋年齡）㎜Hg
基礎代謝量	1200－1400Cal/日	紅血球沈澱速度	1小時值1－10㎜

表23　維生素一覽表

維生素名		化學名	主要的生理作用	缺乏時的症狀
脂溶性	A	Axerophtol	暗中調適；抗感染性	夜盲症（成人）；乾燥性眼炎（小兒）
	D	Calciferol	骨骼的成長發育 Ca、P的代謝	佝僂症（小兒），軟骨症（成人）
	E	Tocopherol	維持生殖功能	不孕症
	F	（不可欠缺脂肪酸）	不可欠缺營養素	皮膚症狀
	K	Phylloquinone	生成凝血 原 （黑糞症）	血液凝固時間延長；初生兒吐血症
水溶性	B_1	Thiamine	Cocarboxylase成分；燃燒糖質	腳氣；神經炎
	B_2	Riboflavin	FMN，FAD的成分；促進成長	皮膚症狀
	B_6	Pyridoxine	Cotransaminase成分	皮膚症狀
	B_{12}	Cyanocobalamin	生成紅血球	惡性貧血
	M（葉酸）	Folic acid	生成紅血球	惡性貧血
	菸酸	Niacin	菸酮胺是CoⅠ、CoⅡ成分	皮膚症狀＝蜀黍紅斑（人） 黑舌病（犬）
	菸酸 菸酮胺	Niacin amide		
	泛酸	Pantothenic acid	CoA成分	皮膚症狀
	H（生物素）	Biotin	β-Carboxylase補酵素的成分	皮膚症狀
	肌醇	Inositol	抗脂肪肝	脂肪肝；皮膚症狀
	膽鹼	Choline	抗脂肪肝	脂肪肝；皮膚症狀
	C	l-Ascorbic acid	維持微血管的功能	壞血病
	P		維持微血管的功能	出血傾向

如此一來，爲了符合一般消費者考量以新的營養素爲根基的健康要求，天然的維生素、礦物質的需要急增。然而，於市面上銷售的維生素，形形色色、多種多樣，品質並未整齊畫一。

在決定維生素、礦物質的品質上，在美國，則對於某種一定的維生素量，具有親和性的其他維生素，或是與礦物質之間取得量的均衡，能期待得到相乘效果而被製造出來的多纖維維生素（配合各種天然的維生素、礦物質，製成一粒錠劑）很普及，在飲食生活的銷售成績上被認爲是第一位，顯示五〇％以上的市場佔有率。

在日本，美國投資的B公司從今年春天開始已成功地國產化，展開銷售。

這對分別以種類別，以單體銷售維生素、礦物質的業者而言，可以說是一種威脅。若根據日本飲食生活業界的風評，則在日本最先開始發展、銷售多纖維維生素的公司，非僅被認爲可能即將領導日本的飲食生活業界，而且今後業界的動向也受到矚目。

在美國，維生素、礦物質稱爲「食物補充物」而銷售。由於並非醫藥品，因此雖不適用藥事法，但仍列入政府的監視法之中，這些補充物之中，維生素、礦物質的量應含有多少百分比現行RDA（被規定一天所必要的攝取量的準則），都被賦予需明確標示的義務。那麼，何謂維生素及礦物質，這不是可用一句話就說得清楚的東西，可見其複雜的程度。

在我們的體內，從不間斷地產生非常複雜的化學反應，運作著細胞的生理作業。

所謂的生理作業，是指製造新的細胞，以及生成爲了運作細胞生理活動的必要物質，並且分解、排出舊的細胞物質及有害物質……，還有製造進行如此的生理作業所必要的能量等作業而言。通常，在化學反應之中需要有促進在非常高壓及高溫之下物質的生成的媒體，也就是需要有觸媒。

這種存在於身體之中的觸媒，稱爲酵素。

酵素是由數種有機物質所組成，其中之一是以ＤＮＡ（去氧核糖核酸）的設計圖爲基礎，由蛋白質在體內所製造的主酵素，還有輔助此一主酵素的活動的輔助酵素。由於輔助酵素必須從外界攝取進來才行，因此，成爲這種輔助酵素的，即是維生素及礦物質。

如果沒有這些作爲輔助之用的維生素及礦物質，那麼，細胞之內的正常代謝就不會産生，也就是說，無論荷爾蒙的合成或使用於細胞之代謝上的能量，都變得不夠充足。

因此，將對細胞的代謝而言必要的細胞膜組織的重要構成成分磷脂質（卵磷脂）當作茶碟之用，藉由將維生素、礦物質注入這個茶碟，細胞的正常生理功能及代謝功能變得順暢，可以維持健康。

在美國，也因稱爲「維納斯革命」的活動不斷地擴大。國家獲得某種程度的繁榮之後，國民開始追求自己本身的幸福、健康、長壽、更爲豐富的生活，想要更爲享受人生的念頭也開始活躍起來。

現在，日本雖達到屬於全世界最高層級的生活水準，但國民追求更爲豐饒富裕的生活，更爲輕鬆舒適的生活，就開始想追求更健康、更强壯，連運動方面也變得更强。

在美國，如此的動作在二、三十年以前開始出現，這種現象，於今不斷地變成更爲龐大的活動。

在日本，當前性革命正在進行之中，我認爲，其最鼎盛期似乎來臨了。但是，在美國此一革命在五、六年以前就結束了，站在預防醫學的立場，已進入飲食生活革命的時代。

藉由改變飲食生活去預防疾病，迴避因醫療費的高漲而引起的國家財政的破綻，開始被考量爲可以減輕自身醫療費用的途徑來。

日本與美國的決定性差異，在於日本的醫療制度並未實施醫藥分業。

這是對患者投與藥物、施加注射、施加檢查，而採行高昂的治療法，若持續著不使患者甦生、不殺死患者的治療，則醫師便開始大發利市、大賺其錢起來。相對於日本的對症療法，美國的預防醫學格外地有所進展。

我雖覺得日本的醫療體制，最近似乎多多少少開始顯現一些改革的跡象，但實質上仍是舊態依然，醫師及醫院方面非但對此未進行任何積極的改善，反而在政治性的癒合之中愈來愈加深混沌的顏色，我認爲，丸山疫苗的問題即是最佳的例子。

治療疾病時，有時完全不需要醫師、藥物或注射，患者本身所具有的恒常性，是一種自然治癒力，我們應該認知一點：日常的飲食方式成爲自然治癒力的關鍵。

醫師是爲了讓我們認知這一點的援助者、建議者，說他們是緊急時的急救隊員，也不爲過。

本來，自己的身體狀況改變、發生毛病，在某種程度上是可以自行察覺的，這是什麼意思呢?現代人對察覺這些身體的「變調」都很遲鈍，等到察覺時，通常都爲時已晚。大概是因爲現代社會愈來愈複雜的緣故，所以即使感覺身體某一部位有異常，或許仍會在不知不覺中否定此一異常現象也不一定。

不過，認定身體有異常時已爲時太晚的例子比比皆是。

就此意義而言，我們也應從平日開始，考量創造不讓疾病靠近的身體，也非得考量通往以飲食法爲首的最佳健康狀況的道路不可。

維生素及礦物質雖無如藥物般的即效性，但只要其中任何一種過度不足，就會造成身體的異常，使精神或肉體的健康失去均衡。

雖然最近維生素及礦物質蔚爲風潮，但由於每個人有不同的個體差異，所需細胞、礦物質的攝取量（必要量）有所不同，單體且多量攝取，有時反而會引起負面現象，因此必須嚴密注意。這一點，若是多纖維的維生素、礦物質，則由於將必要量在某種程度上均衡良好地配合使用，一種就夠用了，因此如果從消費者的立場去考量，那就非常有效且經濟實惠的。

而且，如果一起攝取、併用卵磷脂等物質，其相乘效果就會更爲提高，迅速地吸收有缺乏傾向的營養素，排泄有過剩傾向的營養素，爲我們控制均衡的營養素。

在最近的健康食品風潮之中，消費者及銷售者方面，錯誤的知識及誤解很多，爲此，問題便相繼而來。爲了不致於攝取健康食品反而變得不健康，我希望，各位應瞭解有關營養學、健康食品的正確基礎知識。

每年成長一千種之多的新化學物質被加入我們的飲食之中，是不爭的事實。對如此的化學物質有敏感反應且引起過敏症的孩童增多，這一點也關係著偏差行爲的產生，正視此一事實，我們每一個人必須研究正確的營養學、預防醫學，亦即正確的健康醫學，多多少少將這些知識啓蒙給更多人，藉由實踐健康的知識，彼此分享健康及年輕的喜悅才行。

如此一來，我認爲，不是通往醫療改革的道路也被開拓了，人們所擁有問題的解決更邁前一步了嗎？

人類的最終戰爭被稱爲生命戰爭，爲了戰勝長生不老之生命戰爭的最後城堡，即是卵磷脂，我認爲各位必須重新認識它，以及與它併用一同攝取的多纖維維生素才行。

結　語

ＩＱ（智商）並不一定很差，卻唸不好書的孩子，沒有讀書意願的孩子，痴傻的孩子、成績很好卻不明原因地下降的孩子，聲稱頭痛或腹痛而拒絕上學的孩子，隨時都焦躁不安，以致反抗父母親或學校老師的孩子，沒有集中力、耐性，無論做什麼事情都半途而廢的孩子，為了一些芝麻小事就動怒，變得有暴力傾向的孩子——這樣的孩子們，最近正在異常地增加，肉體的成長與精神的均衡無法取得均衡，傾向於偏差行為的少年少女一直在激增。

這也被認為，原因在於現代被滿足、太過度的飲食生活，名為飽食的暴飲暴食、精製食品、加工食品、食品添加物等等。

這種情形同時也成為現代病（成人病）的主因。為了解決這兩個問題，最重要的是改變飲食法，攝取充分的卵磷脂及能取得均衡的維生素、礦物質。

作為頭腦保健戰爭的最後城堡，或是作為生命延續戰爭最後的城堡，將這些營養素當作頭腦食品、當作健康食品、當作美容食品、當作治療食品，以及當作防止偏差行為食品，我認為有必要擁有正確的認知。

殷切地盼望，各位能透過本書瞭解「健全的肉體存在於健全的頭腦」這句話的真正意義。

還有，在此對執筆寫作本書之際，承蒙盡力、指導的日本幼兒教育研究所所長福嶋稔先生，幼兒教育權威七田真先生、安東保定先生表示謝意。

神津 健一

國家圖書館出版品預行編目資料

大豆卵磷脂治現代病／神津健一著；柯素娥譯
－初版－臺北市，大展，民86
面；21公分－2版（元氣系列；18）
譯自：大豆「レシチン」で病氣はどんどんよくなる
ISBN 978-957-557-678-3（平裝）
1. 食物治療 2. 健康法
418.91 86000824

DAIZU RESHICHIN DE BYOKI WA DONDON YOKU NARU by Kenichi Kôzu

Original Japanese edition published by Hômeido Shoten
Chinese translation rights arranged with Hômeido Shoten
through Japan Foreign－Rights Centre/Keio Cultural Enterprise Co.,Ltd.

大豆卵磷脂治現代病

原 著 者／神津健一
譯 者／柯 素 娥
發 行 人／蔡 森 明
出 版 者／大展出版社有限公司
社 址／台北市北投區（石牌）致遠一路2段12巷1號
電 話／(02) 28236031・28236033・28233123
傳 真／(02) 28272069
郵政劃撥／01669551
網 址／www.dah-jaan.com.tw
E-mail／service@dah-jaan.com.tw
登 記 證／局版臺業字第2171號
承 印 者／傳興印刷有限公司
裝 訂／建鑫裝訂有限公司
排 版 者／弘益電腦排版有限公司
初版1刷／1997年（民86年） 2 月
2版1刷／2001年（民90年） 6 月 定價／220元

大展好書　好書大展
品嘗好書　冠群可期

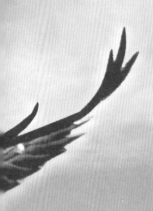